最新版

＼知識0《ゼロ》からわかる／

帯状疱疹《たいじょうほうしん》の不安を解消する!

本田まりこ
りこの皮フ科 院長

内外出版社

はじめに

帯状疱疹《たいじょうほうしん》は、ある日突然、発症する病気です。赤い発疹《ほっしん》が帯状に広がり、水ぶくれができ、ひどくなると皮膚のただれも。さらに、つらい痛みも伴います。かかりたくない……そう思っても、水ぼうそうになったことがある人は誰もが帯状疱疹にかかる可能性があり、その数は日本人成人の約9割。性別問わず、身近な病気なのです。

帯状疱疹、帯状疱疹後神経痛《たいじょうほうしんごしんけいつう》などのウイルス性皮膚疾患の専門医として、私はこれまで数多くの帯状疱疹の患者さんを診てきました。症状の現れ方や痛みの感じ方は人それぞれ。軽い症状で終わってしまうケースもあれば、後遺症である帯状疱疹後神経痛へと移行してしまい、痛みが長く続くというケースもあります。

本書では、近年増えつつある帯状疱疹の実態に触れながら、帯状疱疹とは何か？　なぜかかるのか？　かかりやすいのはどんな人か？　治療法は？

予防はできるのか？　といった基本的な知識をまとめています。帯状疱疹になったことがある人も、帯状疱疹にまだなっていない人にとっても、知っておくべき情報をおさめました。

帯状疱疹は、できるだけ早く治療することで症状を抑えることができますし、後遺症である帯状疱疹後神経痛もくい止めることができます。そして予防ができる病気であることも知っていただきたいのです。

帯状疱疹は免疫力と関係があり、加齢による免疫力の低下は帯状疱疹を発症する大きな危険因子です。帯状疱疹は一度かかれば、その後は一生かからない――そう言われてきましたが、高齢化が進むことで再発する可能性も高くなっています。高齢化に伴い、今後ますます増えると予想される病気のひとつです。

本書が、帯状疱疹についての知識や理解を深めることに役立ち、その治療だけでなく予防の一助になることを心から願っています。

まりこの皮フ科院長　　本田まりこ

帯状疱疹のリスク

帯状疱疹はどんな病気か、また発症リスクは何かを知ることは
早期発見につながり、症状の重症化を抑えることに。
☑が多いほど帯状疱疹のリスクは高くなります。
さあ、チェックしてみましょう。

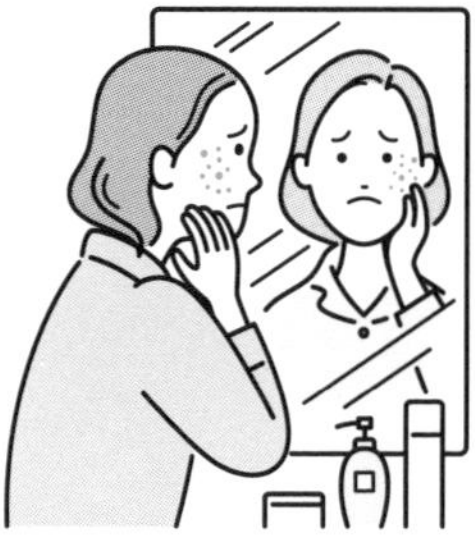

□ 50歳以上だ

★50歳をすぎると帯状疱疹の
発症率が高くなります

□ 水ぼうそうにかかったことがある

★帯状疱疹のウイルスが体内に潜伏しています

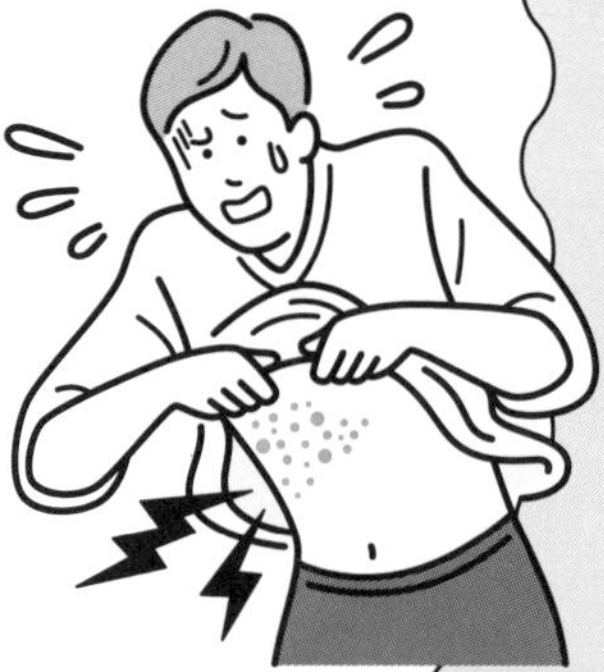

□ 疲労やストレスを感じている

★過労やストレスは免疫力を低下させ、
帯状疱疹を発症しやすくします

早速
チェック!

知っていますか?

□ 帯状疱疹になったことがある

★一度発症するとなりにくいとされますが、
免疫力が低下すると約6%の人が再発します

□ 糖尿病、膠原病、関節リウマチ、アトピー性皮膚炎がある

★これらの疾患があると、帯状疱疹の発症リスクが
高くなることがわかっています

□ 免疫力を低下させる薬を使っている

★がんの治療中では免疫力が低下します

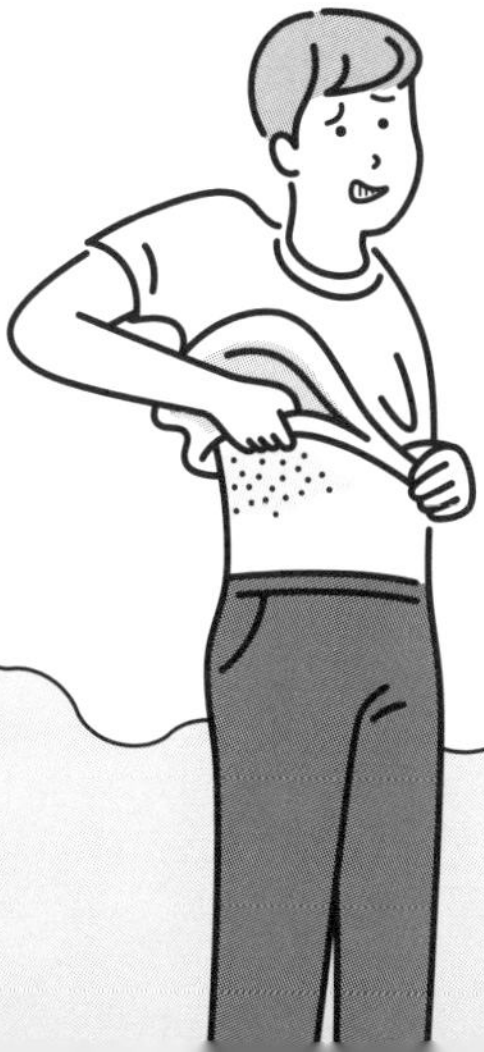

□ モゾモゾ、ヒリヒリ……皮膚に違和感がある

★神経内でウイルスが増殖、移動し、
炎症を起こしている可能性があります

目次

PART 1

なぜなるの？
どんな人がなるの？

帯状疱疹を知ろう！

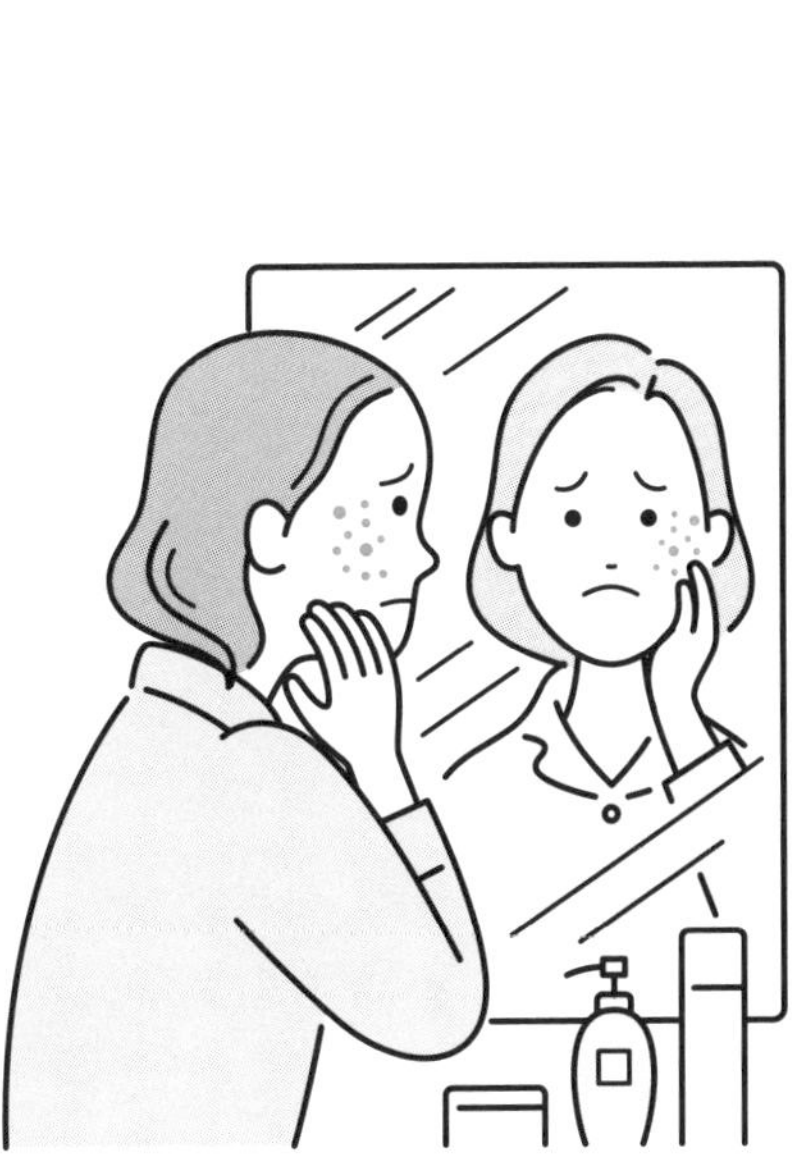

帯状疱疹は成人の約9割がなる!?

みなさんは帯状疱疹という言葉、聞いたことがありますよね。近年、テレビでは、帯状疱疹のワクチンに関するＣＭをよく見るようになりました。

帯状疱疹についてはどんなイメージがありますか?

赤いブツブツが出る、水ぶくれができる、痛みが伴う……という程度で深くは知らない、わからない、そんなふうに思っている人もいるのでは。身近な病気としてとらえている人は少ないかもしれません。

しかし、**帯状疱疹は水ぼうそうにかかったことがある人は誰もがなり得る病気です。**なぜなら、**帯状疱疹を起こすのは水ぼうそうのウイルス（水痘・帯状疱疹ウイルス）**だからです（P12参照）。成人でいえば、なんと約９割の人が帯状疱疹になる可能性があるのです。

若い人もかかりますが、50歳をすぎると発症率が高まり、**80歳までに3人に1人がかかるとされています。加齢に伴って免疫力が低下すると発症しやすくなる**ので、高齢化が進む日本では、今後ますます増える可能性があるといえます。

帯状疱疹は身近な病気

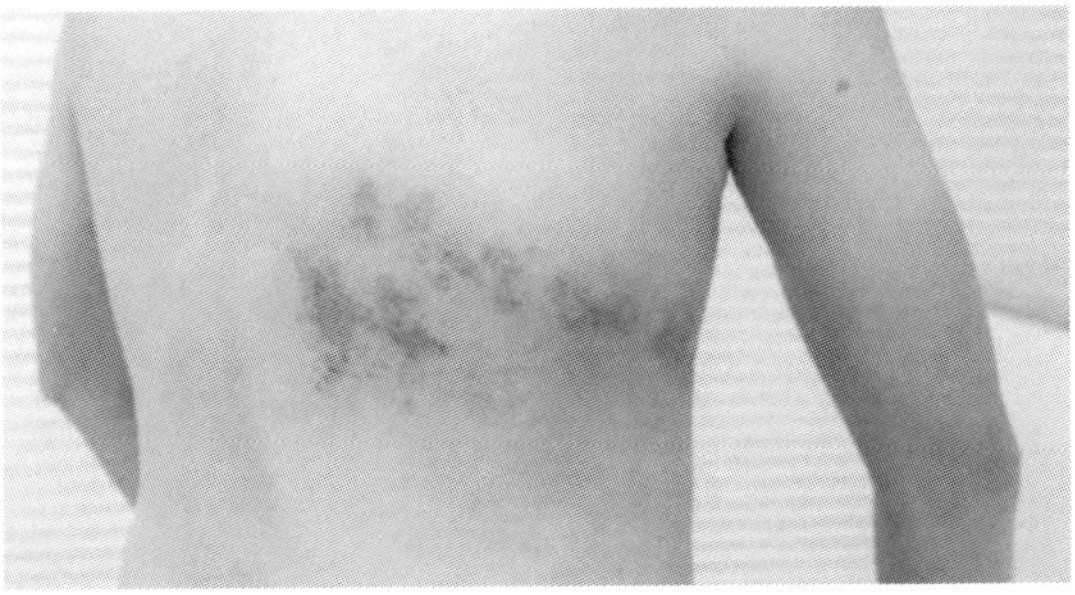

帯状疱疹は、赤い発疹や水ぶくれが体や顔の片側に帯状になって広がるのが特徴。個人差はあるものの、ピリピリ、ズキズキする痛みを伴います。

日本では
80歳までに
約3人に1人
が発症

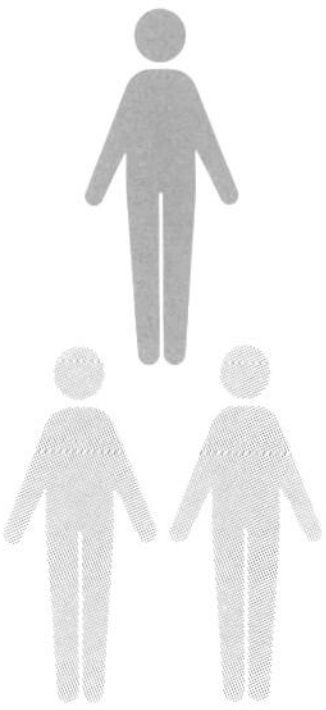

患者の
約7割が
50歳
以上

成人の
約9割
がウイルスを
体内に
持っている

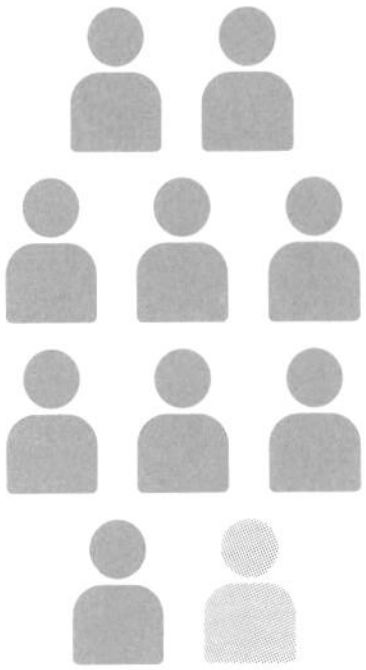

帯状疱疹は水ぼうそうのウイルスが原因

帯状疱疹のウイルスに感染したのはこの時期！

子どもの頃ウイルスに感染
水ぼうそうを発症

治ってもウイルスは
体内に潜伏

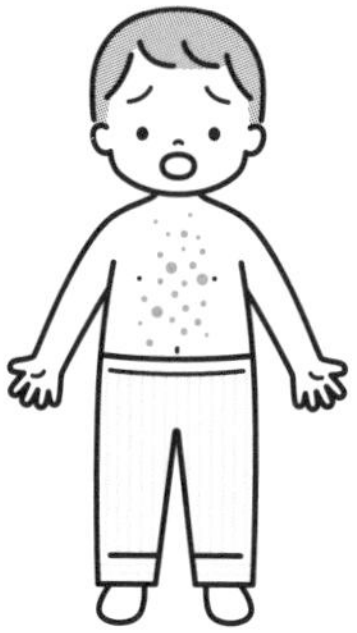

水ぼうそうは１～４歳頃にかかりやすい病気。全身に発疹ができ、発熱などの症状があります。ウイルスは血液にのって一気に広がり、全身に症状が現れます。

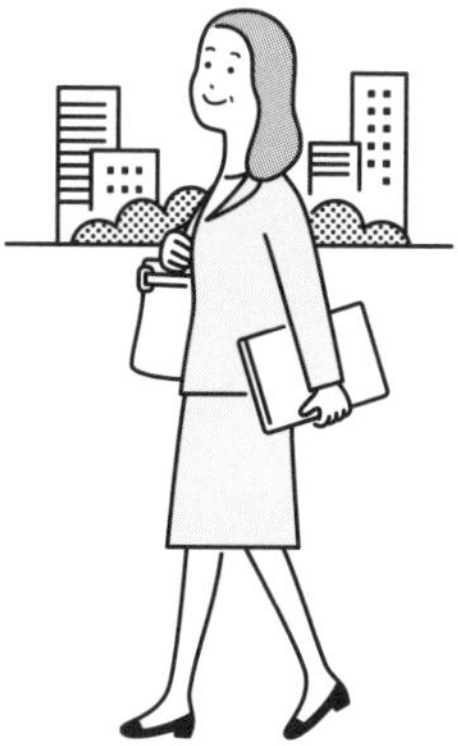

一度水ぼうそうにかかると体に免疫力が働き、ウイルスの活動は抑え込まれます。ウイルスが残っていても症状は出ません。

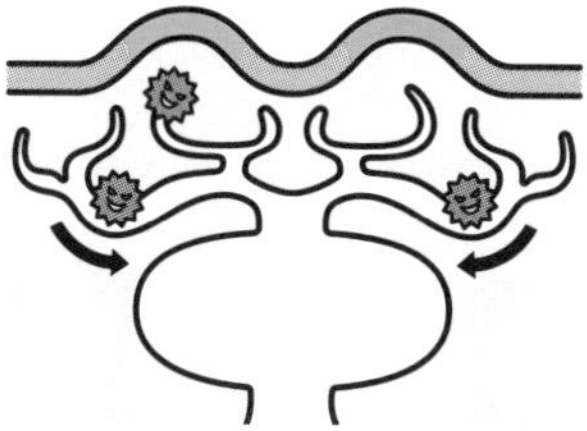

水ぼうそうのウイルスは水痘・帯状疱疹ウイルス（VZウイルス）といい、感染すると最初に水ぼうそうとして発症します。

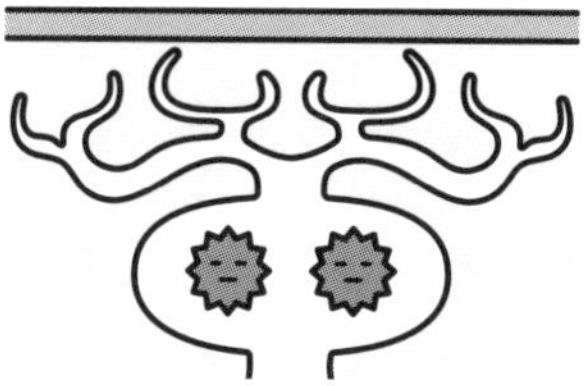

水ぼうそうが治っても、VZウイルスは死ぬことなく、体内の神経節で静かに生き延びます。

**ウイルスが再活性化し
数十年後に発症**

**数十年後に、
眠っていた
ウイルスが
暴れ出す！**

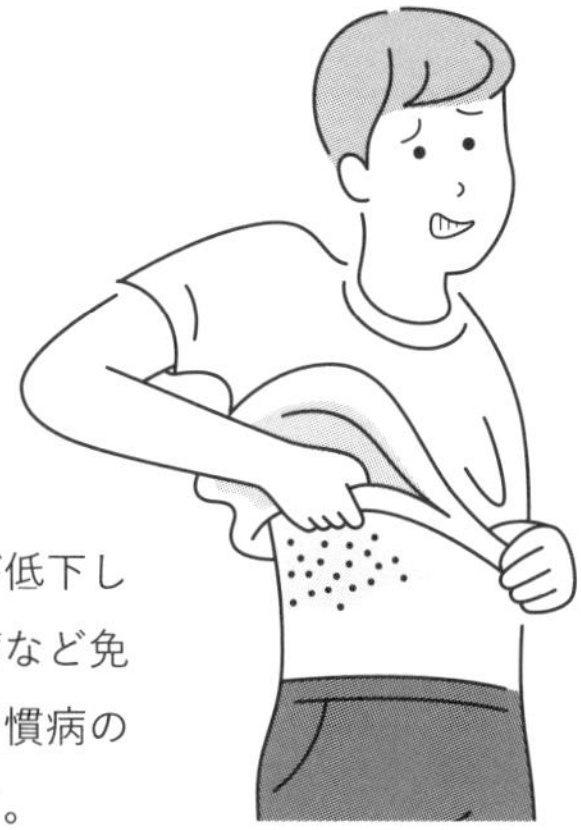

**帯状疱疹
を発症**

加齢に伴い免疫力が低下していきます。糖尿病など免疫力を下げる生活習慣病のリスクも高まります。

帯状疱疹を発症するのは多くの場合、水ぼうそうを発症してから数十年後。水ぼうそうの免疫力は40～50年持続するとされ、その働きがなくなる頃に発症しやすくなります。ウイルスは神経に沿って増殖・移動するので、症状の出る範囲は限定的です。全身に症状が現れる水ぼうそうとは異なります。

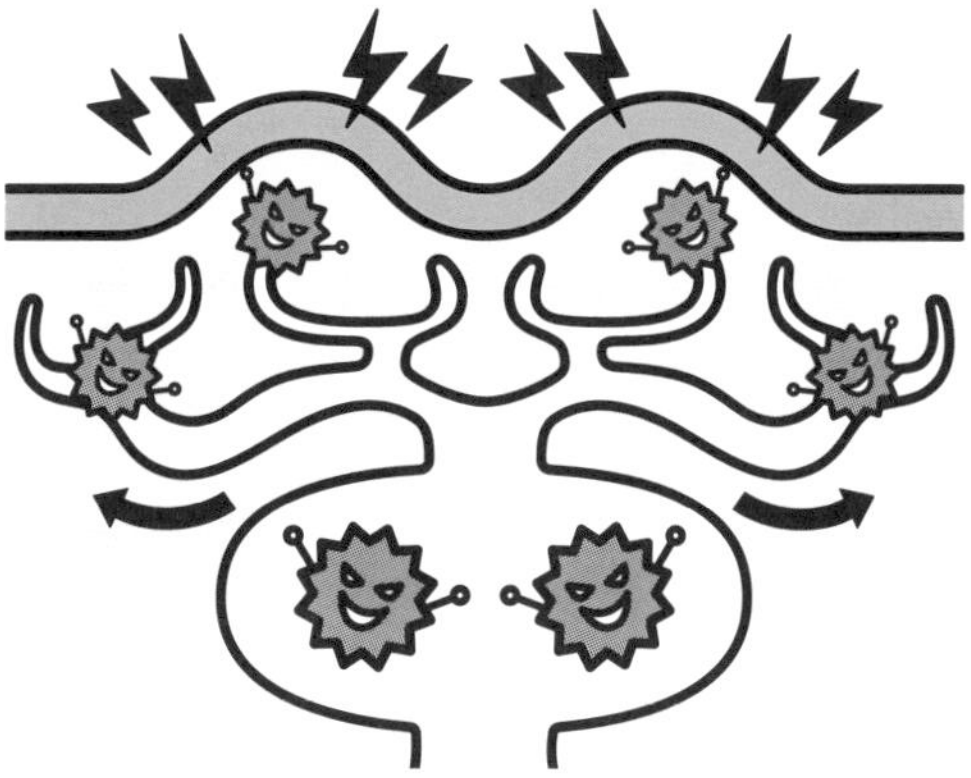

神経節に潜伏していたVZウイルスが活性化。増殖しながら神経へと移動し、神経を傷つけて炎症を起こし、帯状疱疹へ！

痛みや外見で日常生活に支障が出ることも

帯状疱疹の多くは、**ある日突然、痛みが出ることから始まります。**この時にはまだ、**皮膚に症状は現れていません。**そして4〜5日後に赤い発疹が出てくるのですが、**初期は「虫刺されみたい」「かぶれかなあ」「にきびかな」と勘違い**することが多く、軽くみて放置したり、見逃したりしてしまいがち。また、帯状疱疹は発疹から水ぶくれができ、皮膚がただれたりもするので、それが顔や首にできれば「外見がこれでは、外出できない」となってしまうことにも。

帯状疱疹になると、仕事に集中できない、痛みがひどくて眠れない、家事がはかどらないなど、日常生活に支障をきたすことになります。

帯状疱疹に対する正しい対処法として知っておいていただきたいのは、**赤い発疹など皮膚に症状が出た段階でいかに早く治療につなげるか**ということです。その理由は後述しますが、治療が遅れれば遅れるほど、痛みが長引いたり、症状がひどくなったり、治りにくくあとになってしまいます。そして、後遺症につながるリスクも高くなってしまうのです。

こんな支障が出ることも

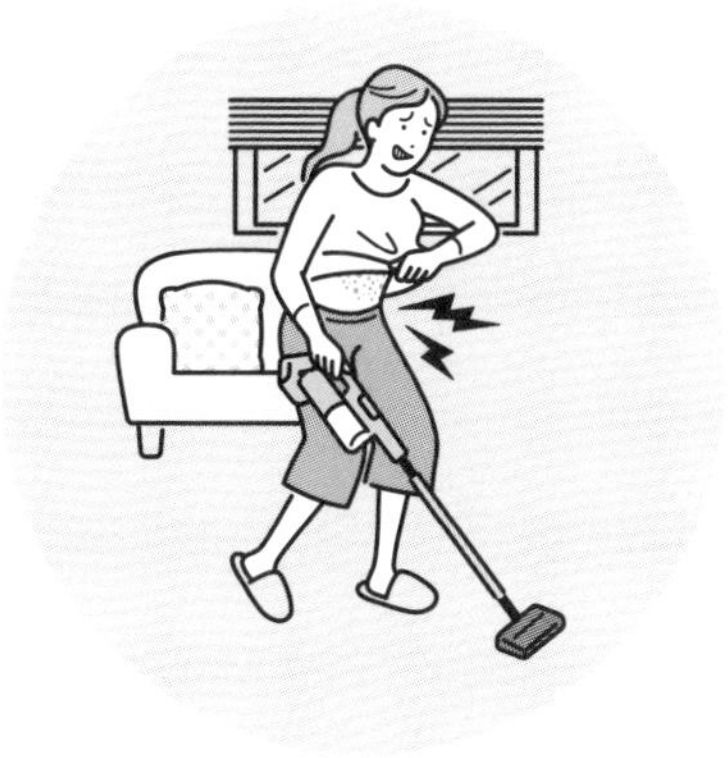

体に帯状疱疹ができると、動かすだけで痛みが生じ、家事もはかどりません。

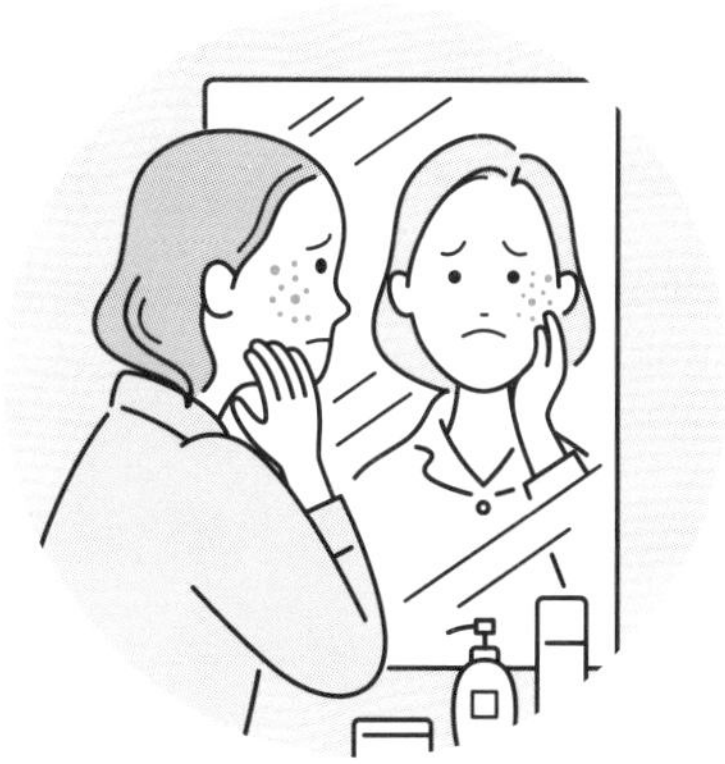

帯状疱疹の症状は、額や目の周りなどの顔、首、頭皮にも及ぶことがあります。

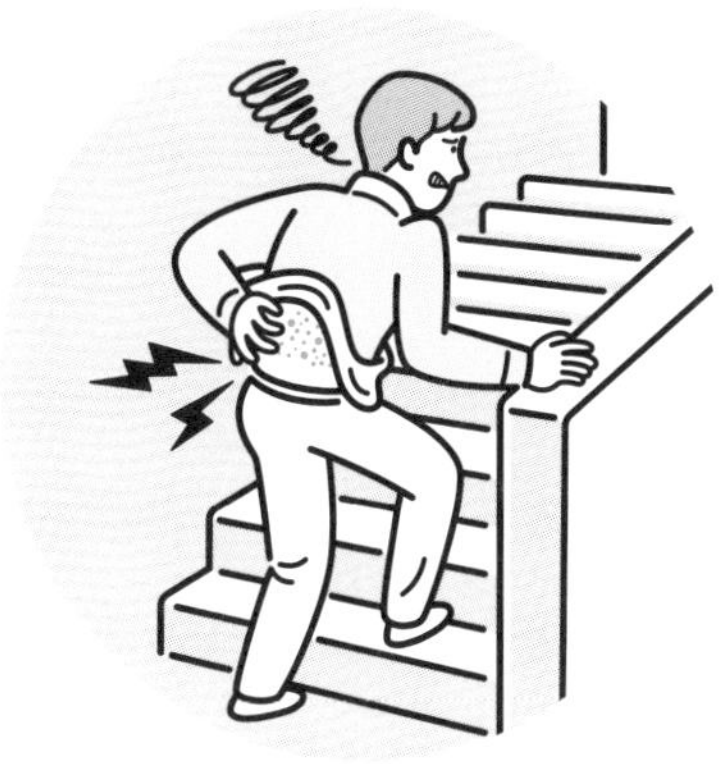

痛みで、体を動かしにくくなり移動も困難に。仕事にも集中できません。

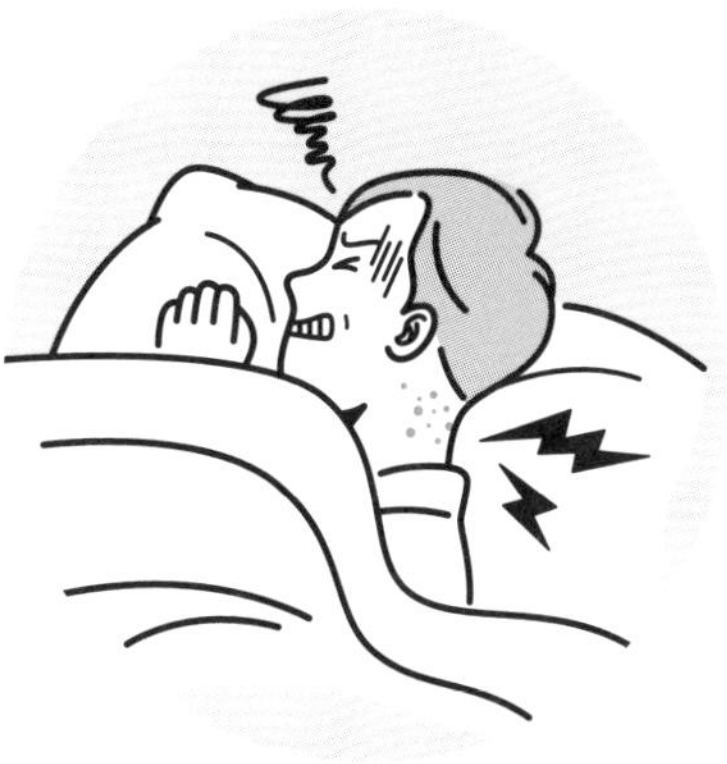

痛みで眠れず、睡眠不足に。こうなると免疫力が低下し、症状がさらに悪化。

高齢化で帯状疱疹にかかる人が増えている

水ぼうそうにかかったことがあれば、いずれ帯状疱疹になる可能性があります。しかし、実際には発症する人としない人がいます。その差はなんでしょうか。

発症するということは、潜伏しているウイルスが活性化してしまう状況をつくってしまうということ。帯状疱疹の発症には免疫力の低下がいわれていますが、そのメカニズムについてはまだはっきりわかっていません。とはいえ、いくつかのリスク要因はわかっています。

- **加齢**
- **過労やストレス**
- **免疫異常を起こす持病**

これらが帯状疱疹の発症にかかわっているのです。80歳までに約30％の人が帯状疱疹を経験するといわれるように、**加齢は大きなリスクファクター**です。

現在の日本は高齢化が進んでおり、それとともに帯状疱疹の患者数も増えています（左ページのグラフ参照）。高齢者ほど帯状疱疹にかかりやすくなっていることもわかっています。

帯状疱疹の患者数は増えています

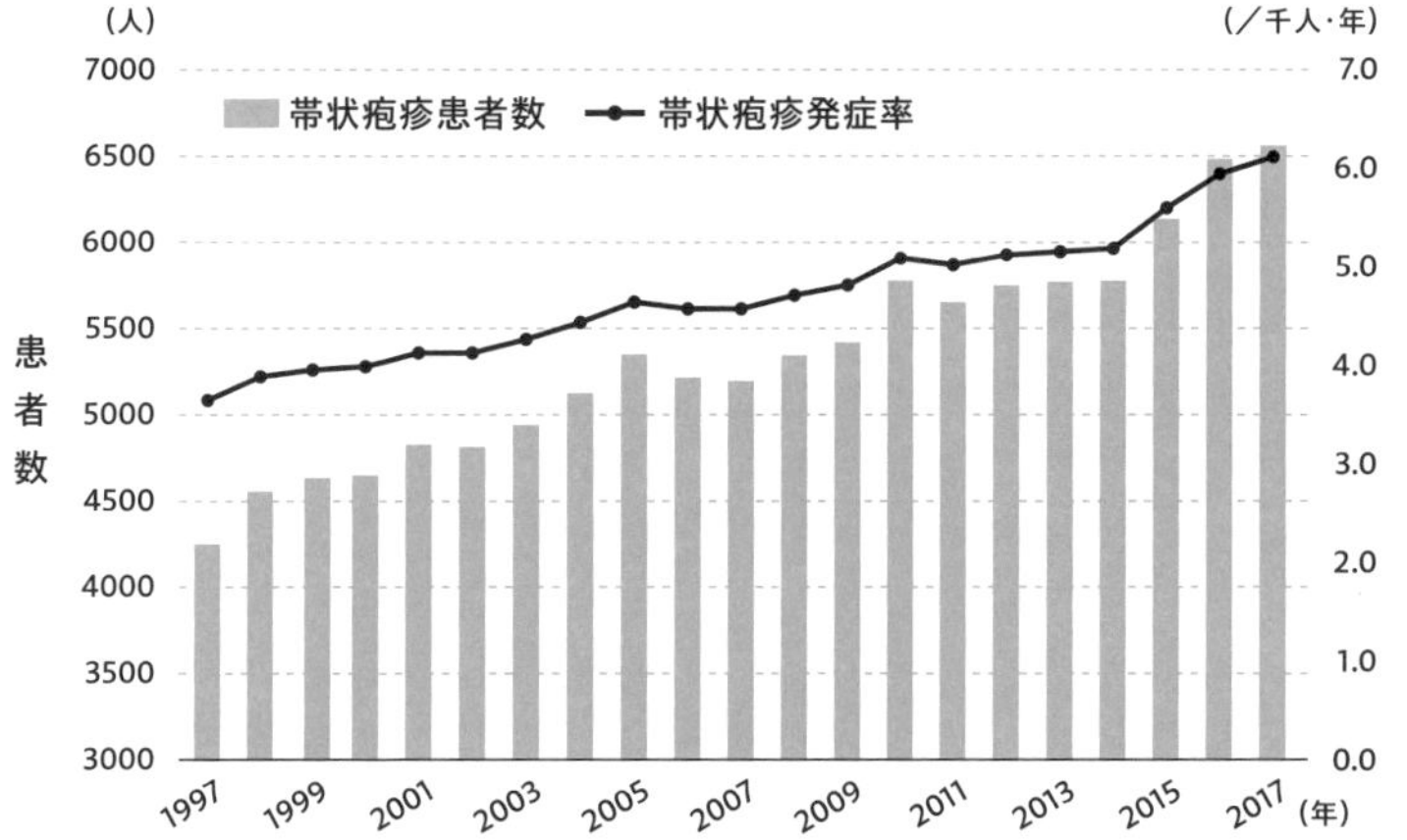

出典：宮崎スタディ：帯状疱疹発症数と発症率の年次推移、1997～2017年

日本は高齢化が進んでいます

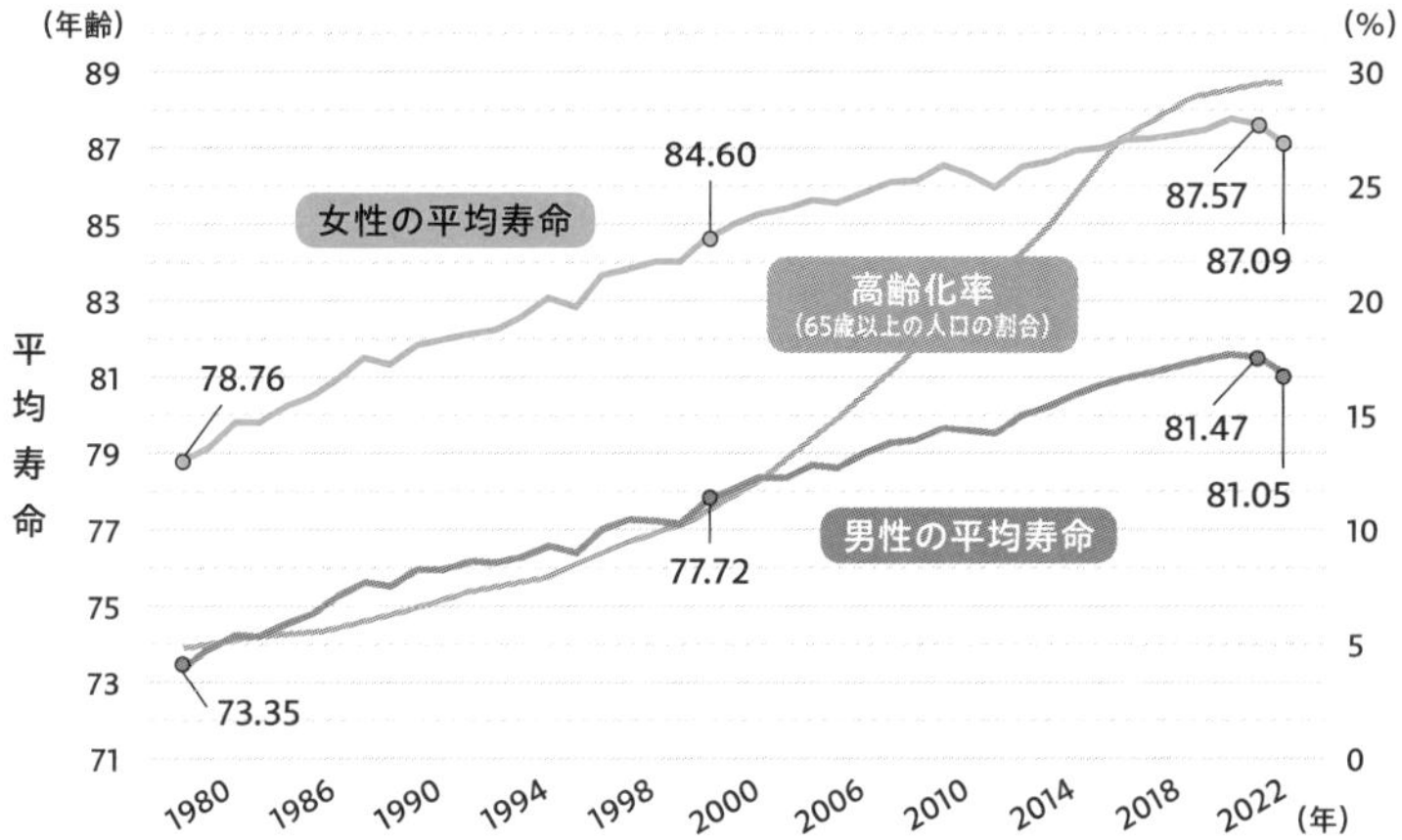

出典：厚労省の簡易生命表、内閣府の高齢社会白書

水痘ワクチンの接種も増加の一因に

前述したように、水ぼうそうにかかったことがあれば帯状疱疹になる可能性があります。では、水ぼうそうが減れば帯状疱疹になる人も減るのかというと、実際は逆で、左ページのグラフからもわかるように、水ぼうそうは減る一方で帯状疱疹は増えています。

どうしてなのでしょうか。その理由をみていきましょう。水ぼうそうにかかることでウイルスに対する免疫力を獲得しますが、時間がたつにつれて弱まります。この時期、**水ぼうそうにかかった子どもの世話をしてウイルスに触れたり吸ったりすると、弱まっていた免疫力が再び強化**されるのです。これを**ブースター効果**といいます。つまり水ぼうそうが増えると、成人がブースター効果を得られるので帯状疱疹も減るというわけです。

実は、水ぼうそうになる子どもが減っているのは、2014年10月に水ぼうそう（水痘）ワクチンの定期接種が始まったから。子どもの水ぼうそうが減ると、成人がブースター効果を得にくくなります。こうした理由で、2014年を境に、成人の帯状疱疹発症が増える傾向にあるのです。

予防には「ブースター効果」が関係!?

水ぼうそうにかかった子どもの体内にはＶＺウイルスがいます。子どもの世話を通して周囲の成人がウイルスに触れることで、ブースター効果が得られ免疫が強化されます。

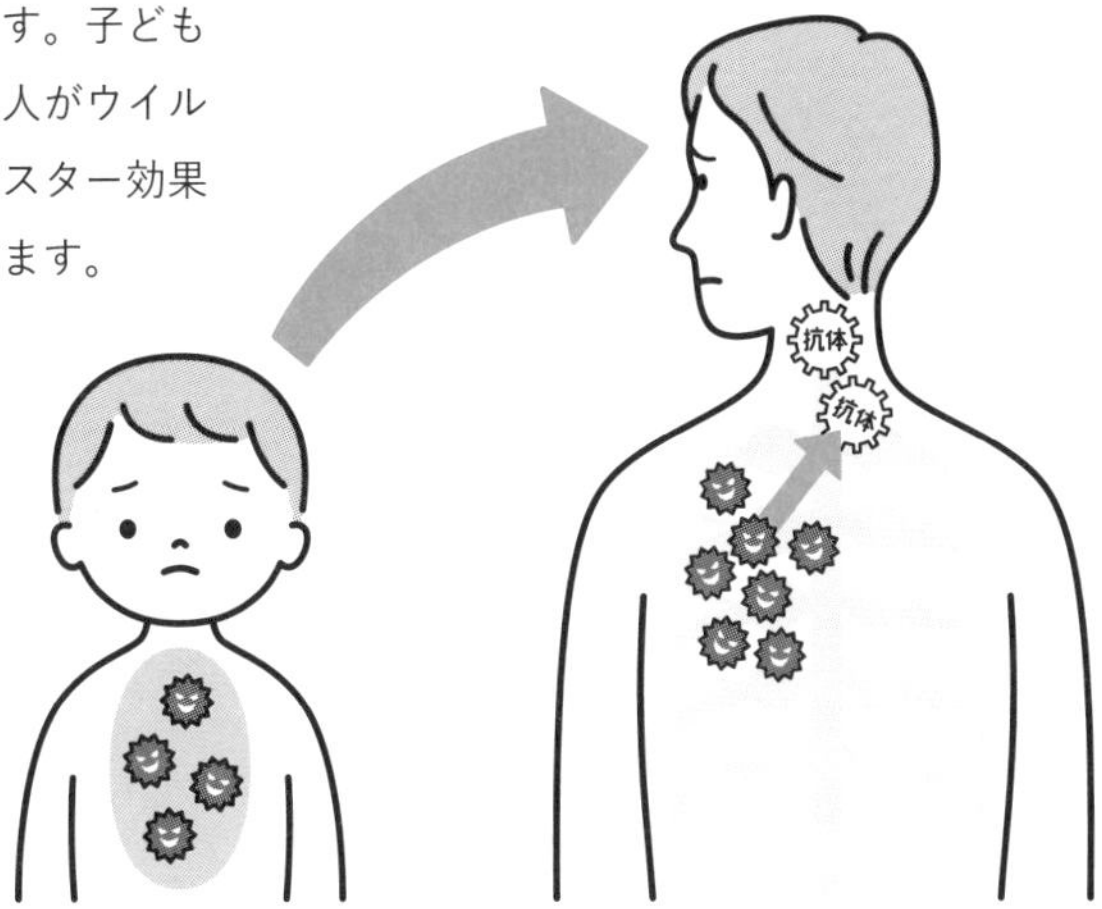

水ぼうそうが減ると帯状疱疹が増える!?

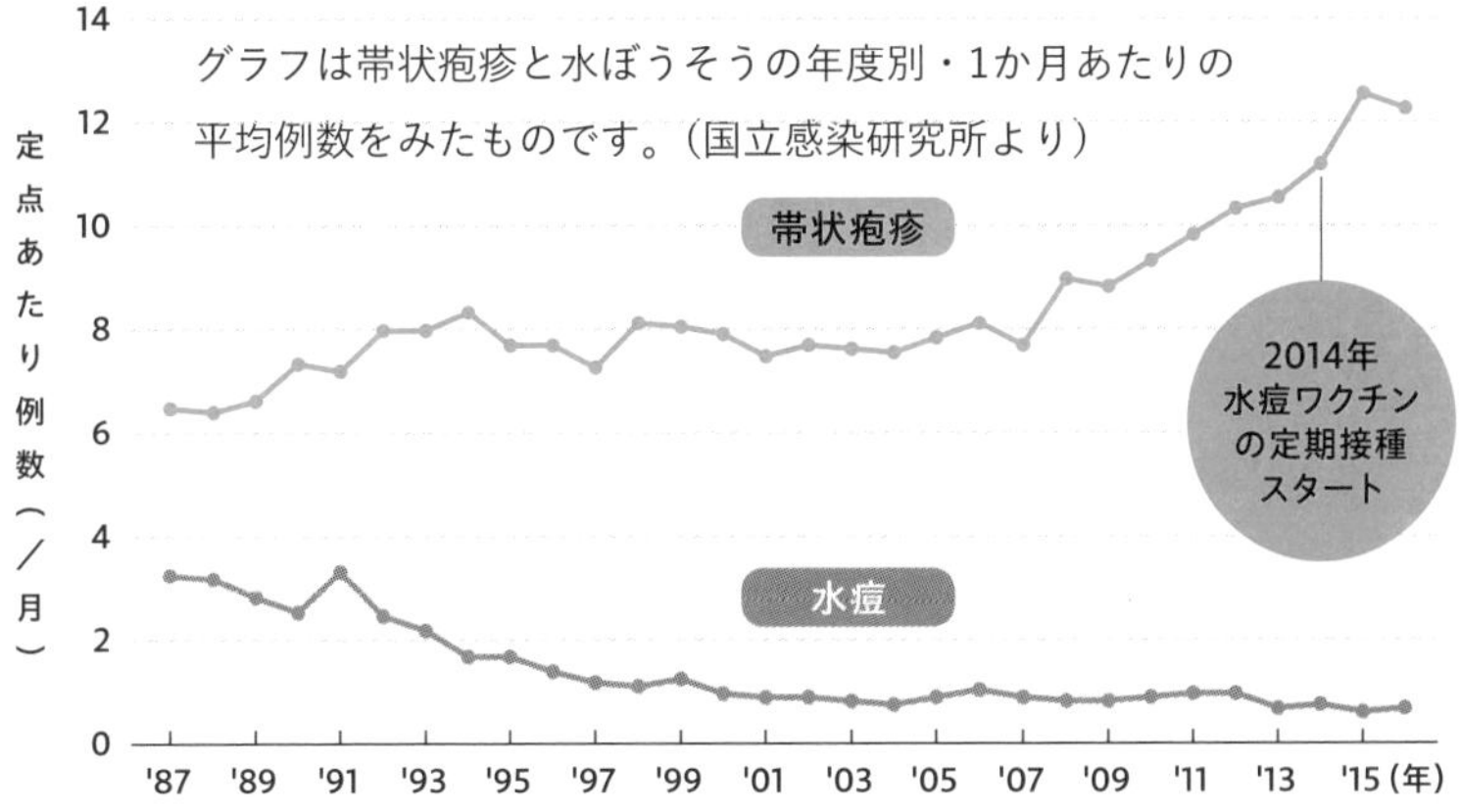

グラフは帯状疱疹と水ぼうそうの年度別・1か月あたりの平均例数をみたものです。（国立感染研究所より）

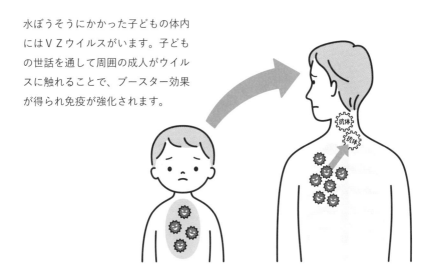

子育て世代で増加、女性は50代が要注意！

帯状疱疹は高齢者がかかる病気と考えるのは間違いです。現状をみていきましょう。

左ページ上のグラフは、帯状疱疹の患者数と発症率をまとめたものです。患者数は50～70代が多くなっていますが、**患者数や発症率が急増しているのが50代**です。つまり、帯状疱疹は50歳になったら気をつけるべき病気なのです。

さらに研究では、50代では男性よりも女性の発症率が高いことがわかっています。また、女性の場合、胸、腰、仙骨のあたりに集中して発症しているとされます。こうした発症しやすい場所を知っておくことは早期発見につながるかもしれません。

近年は、数は少ないものの、**20～40代の若い世代での発症が増えていることが指摘**されています（左下グラフ参照）。その原因のひとつは、18ページで説明したように、水ぼうそうが減ったことで子育て中の親世代の免疫力が低下していることがあげられます。

また、同時に子育て世代は働き盛りの世代で、仕事や人間関係においてもストレスをかかえやすい時期。こうしたことが免疫力の低下に拍車をかけているとも考えられます。

帯状疱疹は50歳から急増！

出典：「宮崎スタディ」

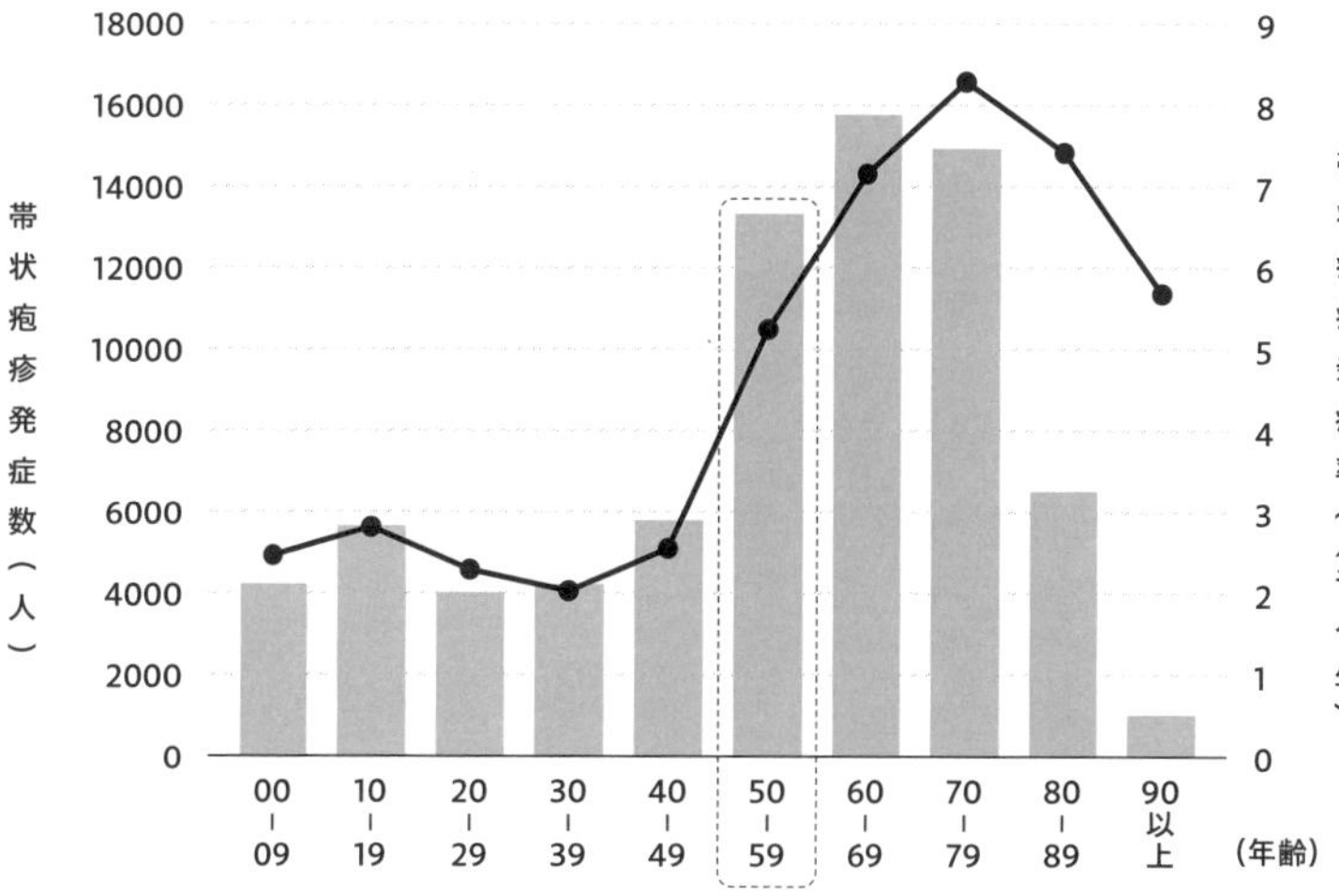

20〜40代の発症も増えている！

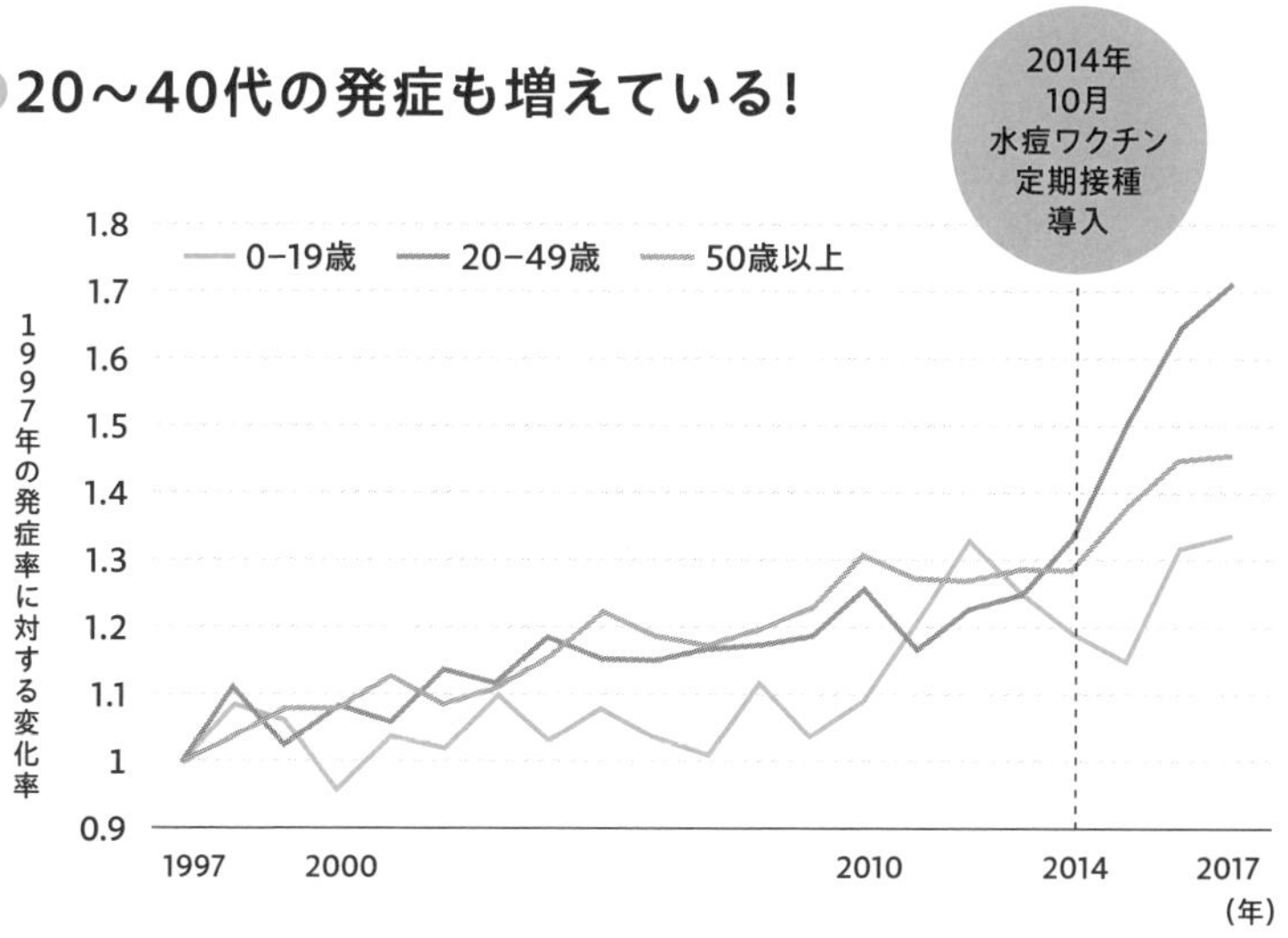

帯状疱疹は新型コロナウイルスで増えた!?

新型コロナウイルス感染症が世界的に流行し、世界各国で帯状疱疹を発症する人が増えていることが指摘されています。とはいえ、コロナと帯状疱疹の関係においては明確なことはまだわかっていません。

現時点では、コロナによって帯状疱疹の患者が増えていることを示す研究や、コロナ感染と帯状疱疹の発症リスクの関係をみた研究などがあります。**日本でもコロナ感染で帯状疱疹の患者が増えていることは指摘されており、コロナ禍でのストレスの多い生活が帯状疱疹の引き金になったとも考えられています。**

また、新型コロナのワクチン接種と帯状疱疹の関係にも関心が高まりました。

新型コロナウイルスワクチン接種後に帯状疱疹の発症が増えるという報告は確かにあります。しかし、そもそも新型コロナウイルスのワクチンに限らず、どんなワクチンでも免疫力になんらかの影響を及ぼすもの。だからといって新型コロナウイルスのワクチン接種を受けないほうがいいということではないと考えています。

世界の研究結果から

アメリカの研究では、50歳以上では、新型コロナウイルスに感染した人はそうでない人と比較して、感染から６か月以内に帯状疱疹を発症するリスクが前者のほうが15%高かったとしています。さらに新型コロナの入院患者では、帯状疱疹の発症リスクが21%高くなっています。

ブラジルでは、コロナ以前（2017年3月～ 2019年8月）には100万人あたりの帯状疱疹患者数は30.2人でしたが、コロナ以後（2020年3月～ 8月）には40.9人と、35.4%も増加しています。

デンマークの研究で、心理的ストレスが帯状疱疹の危険因子となる可能性を指摘しています。デンマーク国民7万7310人を対象にした大規模追跡調査（2010年）では、強い心理的ストレスがかかると帯状疱疹のリスクが上昇。研究では、心理的ストレスによって交感神経が高ぶり、ストレスホルモンが過剰に分泌されることで、細胞性免疫の機能低下をもたらす可能性があるとしています。

アメリカの研究では、新型コロナウイルスワクチン接種者を対象とした研究で、ワクチン接種後の帯状疱疹のリスクは増加しないことがわかっています。

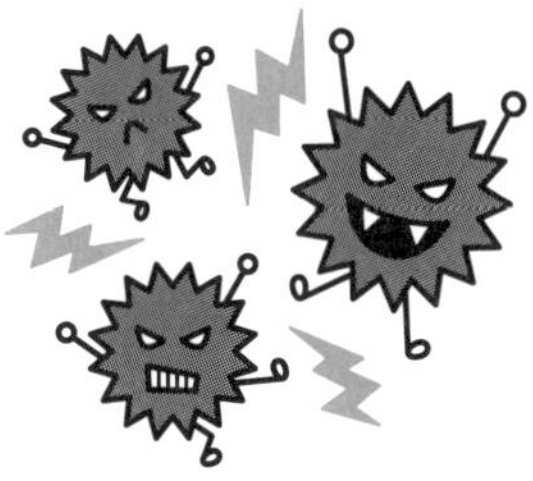

帯状疱疹はがんを教えてくれることも

帯状疱疹は免疫力の低下が引き金になります。中には、**悪性腫瘍、いわゆるがんによって、免疫力が低下していることで帯状疱疹を発症するケース**もあります。免疫が低下するＡＩＤＳ、白血病、悪性リンパ腫などの患者は帯状疱疹にかかりやすいのです。がん患者では、非がん患者に比べて帯状疱疹にかかるリスクが約１・29倍と高くなります。特に血液がんの患者では２・46倍と高いです。

がん以外にも糖尿病や膠原病など免疫力が低下する病気が関係していることもあります。がんに限らず、基礎疾患のある方は、帯状疱疹の発症リスクが高くなるということを知っておいていただきたいですね。

帯状疱疹になったけれど、特に強いストレスはないのになあ……そんな時は、体からの危険信号として受け止めたほうがいいでしょう。なんらかの原因で免疫力が落ちているサインととらえ、自分の体をきちんと見直すこと。心配であれば、検診や人間ドックを受けることをおすすめします。

基礎疾患のある人は発症リスクが高くなる!

悪性リンパ腫がない人に比べ、ある人は	約8.4倍
高血圧がない人に比べ、ある人は	約1.9倍
糖尿病がない人に比べ、ある人は	約2.4倍
関節リウマチがない人に比べ、ある人は	約2.0倍
腎不全がない人に比べ、ある人は	約2.2倍
全身性エリテマトーデスがない人に比べ、ある人は	約4.1倍

基礎疾患のある人は帯状疱疹の発症リスクが高くなるという報告があります。帯状疱疹の発症に関連があると報告された17疾患のある患者を対象に調査。「その疾患がない人」とは17疾患のうちに対象となる疾患がなかったことを意味します。たとえば、「高血圧がない人」というのは、17疾患のうち高血圧がなかった人を指しますが、その他のいずれかの疾患がある人です。


帯状疱疹の発症に関連があると報告された17疾患は、脳腫瘍、肺がん、乳がん、食道がん、胃がん、大腸がん、婦人科がん、悪性リンパ腫、全身性エリテマトーデス、関節リウマチ、シェーグレン症候群、糖尿病、高血圧、腎不全、椎間板ヘルニア、白内障、うつ病。

【本調査の対象・方法】調査の対象と方法：2001 〜 2007年に日本の単一施設での電子カルテの記録から、帯状疱疹の発症に関連があると報告された17疾患の患者（帯状疱疹発症769例および帯状疱疹非発症54,723例）を対象に、それぞれの疾患がある場合の帯状疱疹の発症のリスクを過去にさかのぼって調査し、分析した。

【本研究の限界】①疾患のある方と疾患のない方を比較しているわけではない。②帯状疱疹発症後、被験者が必ずしも同じ病院を受診していなかったため、観察期間には制限がある。
＊ Hata A. et al.: Infection. 39(6), 537-544, 2011

COLUMN

帯状疱疹の体験談①

最初はものもらいかなと……
痛みは軽く、2週間で治りました

渡辺直子さん（仮名・59歳・パート勤務）

「右のまぶたが少し腫れてきて、最初はものもらいかなと思っていました。放置していたのですが、徐々に腫れてきたので、内科に行ったら帯状疱疹と診断。当時、仕事が忙しかったり、部署が変わって周囲に気を使うことが重なり、ストレスがあったのかもしれません。赤い発疹は右のまぶたから額、頭皮のほうにまで広がりました。

帯状疱疹は痛みが伴うことは知っていたのですが、強い痛みは感じませんでした。病院へは1週間ほど通い、毎回薬を注射。治療中も仕事は続けていました。

その後、徐々に症状が軽くなり、１週間ほどして治りました。目の周りに発疹ができたので、ひどくなるなら眼科へ行く必要も出てくるとドクターに言われましたが、その必要はなく終わりました。後遺症もありませんでした。

水ぶくれや皮膚のただれもそれほど気にならなかったので、症状的には軽かったのかなと思います。でも、帯状疱疹になってまつげが抜けてしまい、一部生えてこなかったので心配したのを覚えています。今はもとに戻っています！」

PART 2

痛みからはじまる
帯状疱疹

症状の特徴と進行を知る

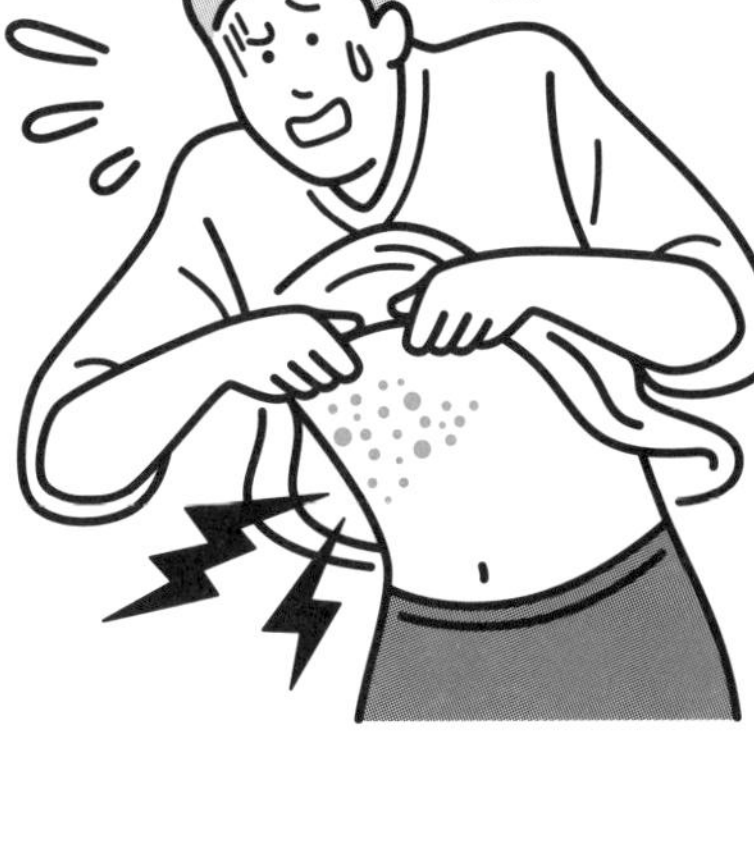

帯状疱疹の症状の特徴を知る

このパートでは、帯状疱疹の症状を具体的にみていくことにします。

帯状疱疹の症状に抱くイメージは、赤いブツブツができる、肌がただれて痛そう……といった感じでしょうか。しかし帯状疱疹の大きな特徴として覚えておいていただきたいのは、皮膚症状が現れる前に痛みがやってくることが多い、ということです。**体や顔の片側に神経痛のような痛みが出る、これが帯状疱疹の最初のサイン**です。これを**前《ぜん》駆《く》痛《つう》**といいます。

この痛みが数日間続き、痛みのあるところに赤い発疹ができます。虫刺され、かぶれ、にきびと間違えることもあります。痛みがあるところに赤いブツブツや小さな水ぶくれが出たら躊躇しないで病院を受診しましょう。皮膚の状態を見るだけではわからない時は、発疹が少なくても帯状疱疹かどうかを判定できる特別な検査キットを使います。

帯状疱疹ではないかもしれないと自己判断したり、空振りだったらどうしようと心配して、**医療機関の受診を先延ばししないこと**。帯状疱疹は**治療が遅れるとそれだけ重症化しやすく、後遺症（P65参照）につながる**からです。

帯状疱疹の症状の現れ方の特徴

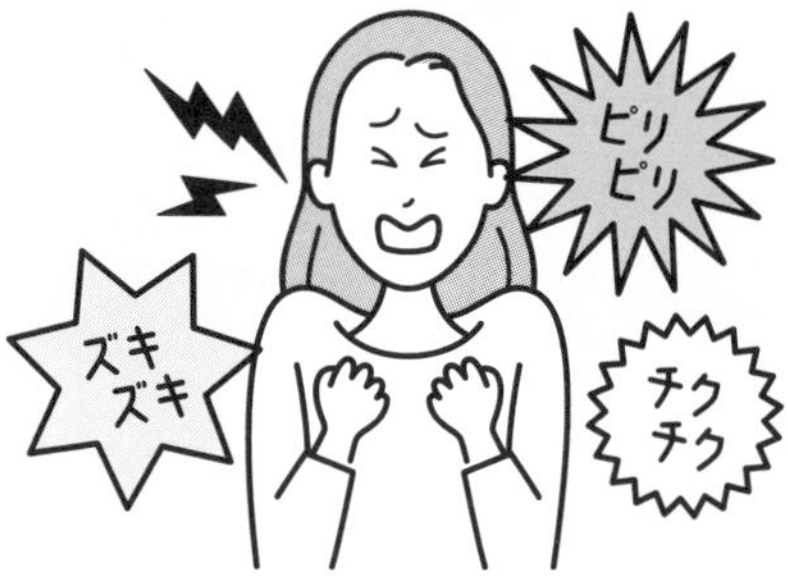

1 痛みからスタート

ヒリヒリ、ビリビリ、チクチクなど、刺すような痛み、皮膚の違和感、かゆみなどを伴うこともあります。痛みは数日から1週間ほど続きます。

2 赤い発疹が出て帯状に広がる

痛みのある部位から虫に刺されたような赤い発疹が体の片側に出ます。軽度の発熱、頭痛を伴うこともあります。

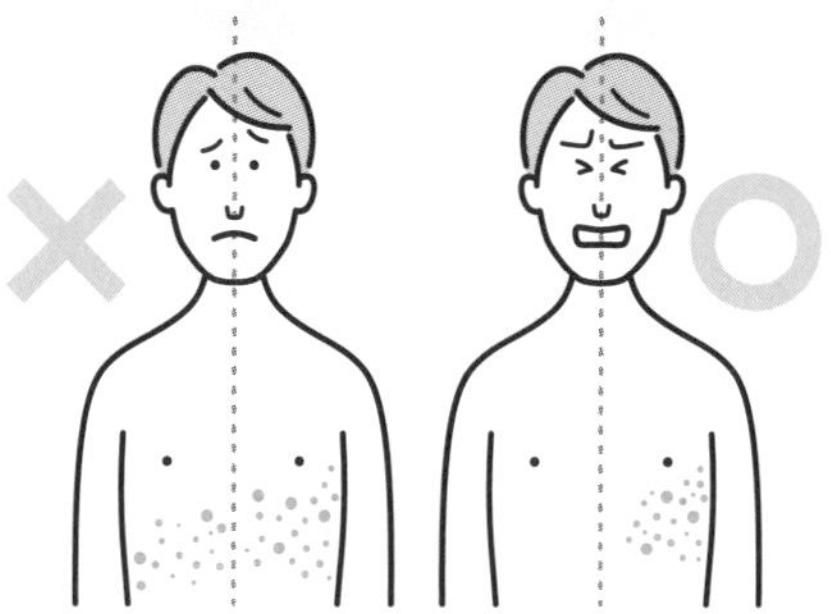

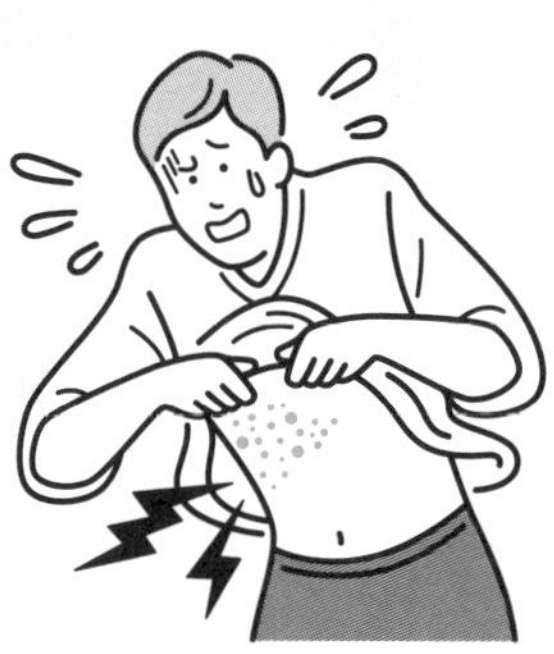

3 水ぶくれになる

発疹上に小さな水ぶくれができます。水ぶくれは破れてただれ、かさぶたになります。

体の片側の〝ビリビリ痛〟が前ぶれ⁉

皮膚症状が出る前、**体の左右いずれかに痛みを感じ**ます。帯状疱疹はこの前駆痛から始まります。前駆痛はウイルスが神経を傷つけながら移動することで引き起こされるもの。帯状疱疹の原因となるウイルスは、神経節と呼ばれる神経の根元の部分に潜伏しています。免疫力が強ければその働きは抑えられますが、加齢など免疫力の低下が引き金となり、ウイルスは活性化、帯状疱疹を発症します。

痛みの感じ方は個人差があり、**ビリビリ、チクチクと、あるいは、痛みはなくモゾモゾするような違和感を覚える人**もいます。神経に炎症が起きると、痛みを引き起こすブラジキニンや、痛みを強くするプロスタグランジンといった痛みにかかわる物質（発痛物質）が増え、強い痛みが起こりやすくなります。

いずれにしても、帯状疱疹の前ぶれである前駆痛の段階では、帯状疱疹かどうかを判断することはできません。皮膚症状がないので別の病気と勘違いすることもあります。ですから、体の片側に痛みを感じたら皮膚症状に気をつけることが肝心なのです。

こうして痛みが出る!

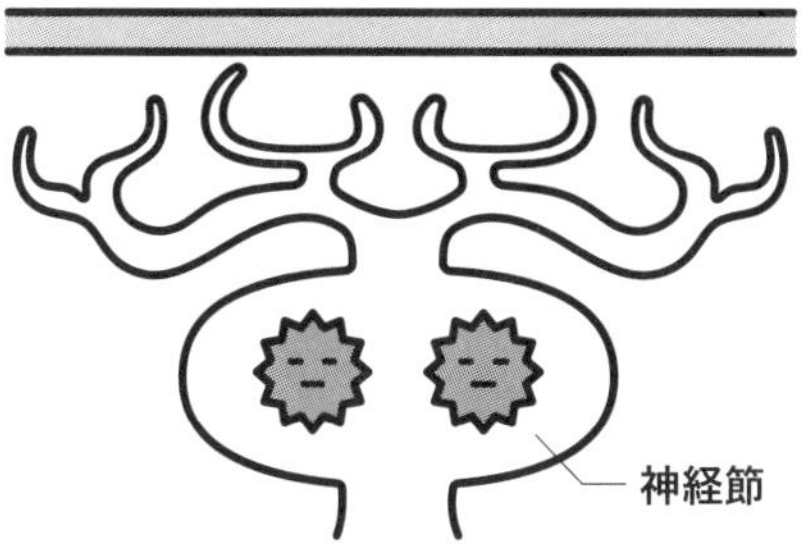

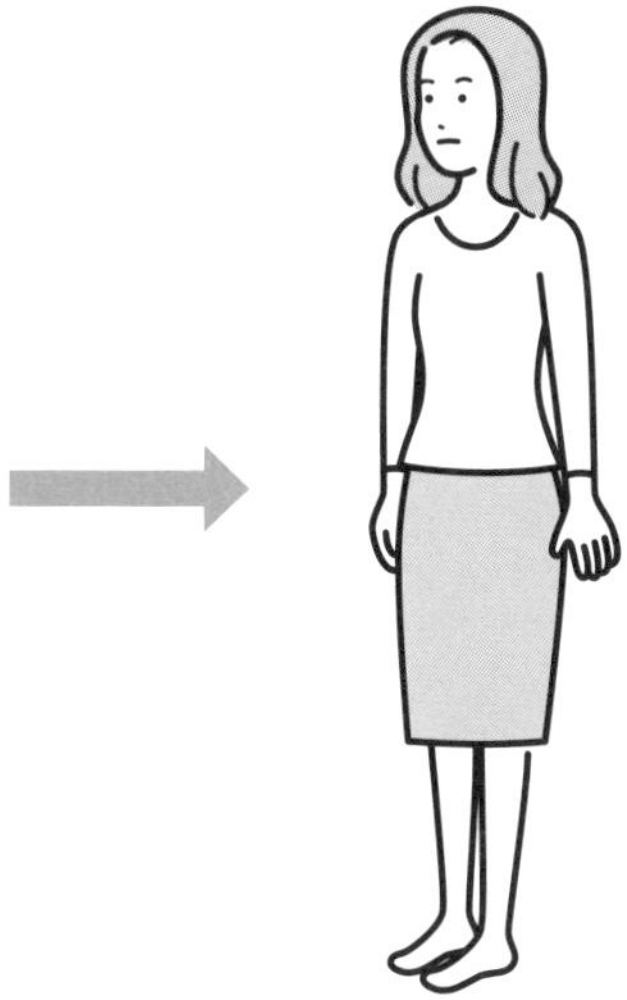

過去に感染した水ぼうそうのウイルスは神経節に潜伏しているだけでは痛みは出ません。このまま長い年月が経過します。

▼

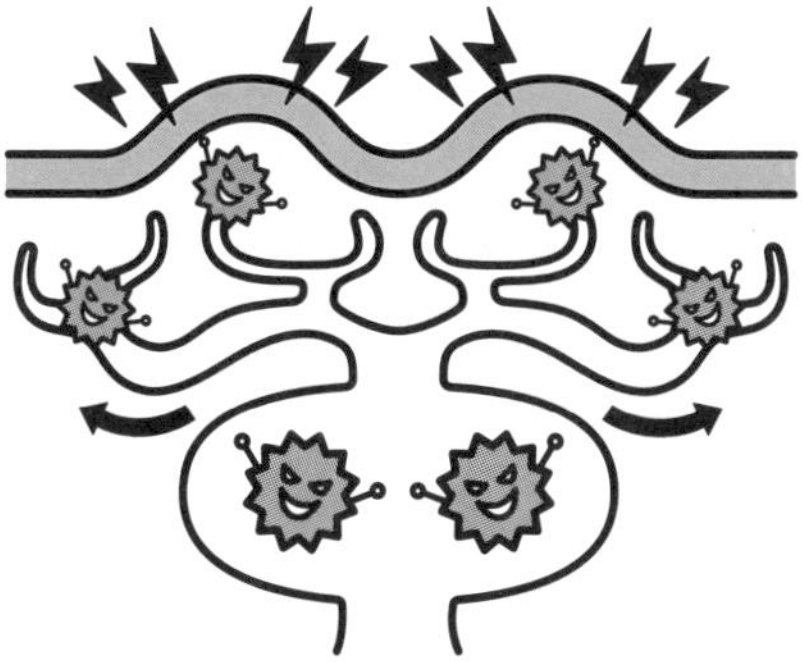

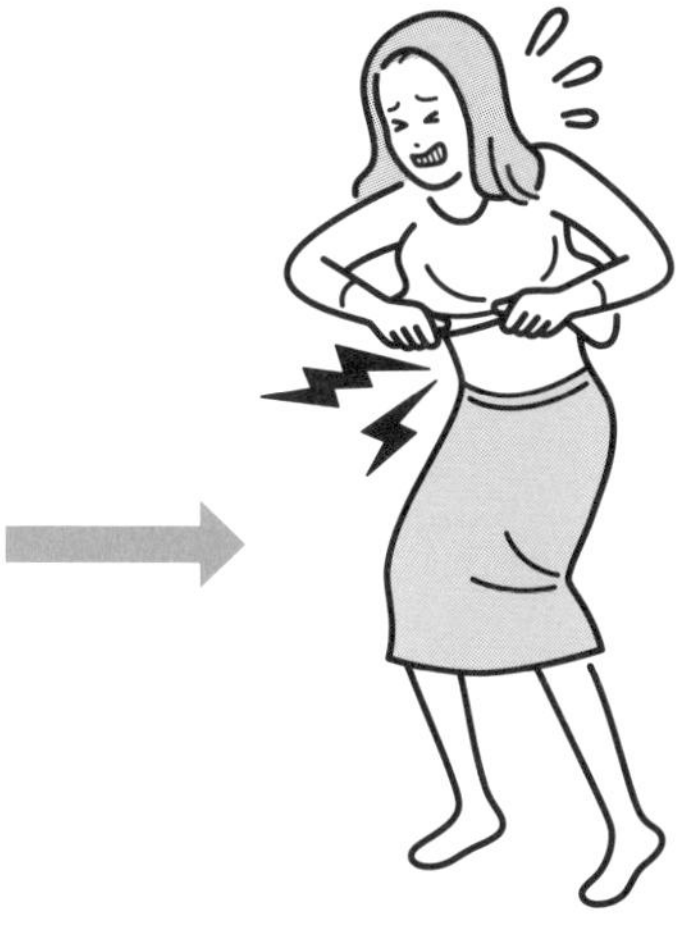

加齢、過労やストレスを引き金にウイルスが活性化し、神経を刺激することでそれが痛みを引き起こします。

帯状疱疹は胸と顔に出やすい！

私たちの体には神経が網の目のようにはりめぐらされていますが、脳や脊髄の中枢神経と末梢神経に大きく分けられます。末梢神経には感覚神経や運動神経などがあります。

帯状疱疹の原因となるウイルスは、中枢神経の根元にある神経節に潜伏しています。そしてウイルスが活性化して増殖するのは、そこから伸びている感覚神経のどこか1本の神経。感覚神経には体が受けた刺激を中枢神経に伝える役目があります。**帯状疱疹のウイルスはこの感覚神経そのものにダメージを与えるので、激しい痛みを感じる**のです。

神経は支配する領域が、胸、腰、首など部位ごとに分かれています。左ページで現れやすい部位を解説していますが、**帯状疱疹が発症しやすいのは、胸神経（胸から背中の体幹部）と三叉神経（顔面の神経）**です。**顔の中でも、額、眉毛部分、上まぶた、鼻の片側に多く発症**します。

帯状疱疹は上半身に多く現れます。その理由はまだはっきりと解明されていませんが、水ぼうそうの症状が上半身に現れやすいからだといわれています。

帯状疱疹が出やすい部位

全体の50%は体幹部に出ます

鎖骨の下からおへそ、背中のいわゆる体幹部に多く発症。胸から脇にかけては30%と最も発症頻度が高くなっています。

【のど】
起こりにくい部位ですが、のどの片側に皮膚症状が現れ、同じ側の耳の痛みや頭痛がみられることも。

【お腹】
よく発症する部位。下腹に症状が出ると腹筋が麻痺することもあります。

【太もも】
脚の中では最も発症しやすい部位。前側のほうが出やすい。

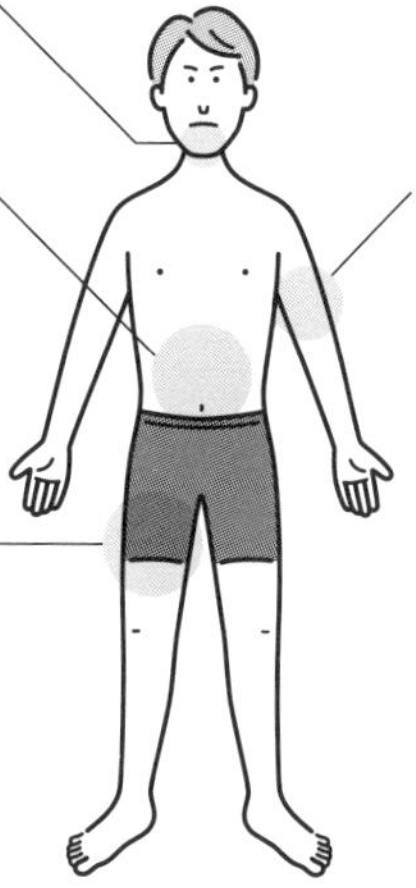

【腕】
腕は外側と内側で異なる神経が通っているので、どちらか一方に発症。腕が上がらなくなることも。

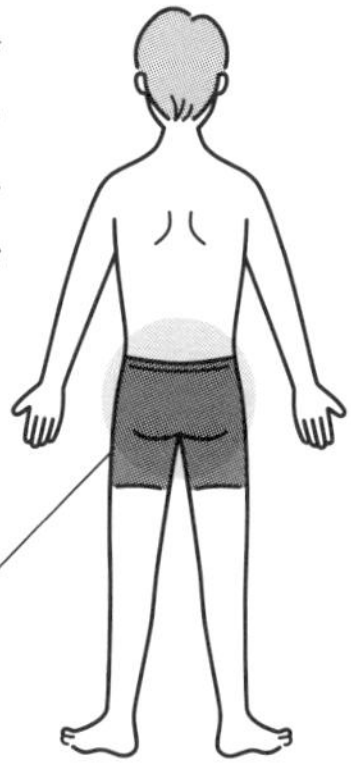

【お尻】
頻度は高くありませんが、発症します。

全体の20%は顔に出ます

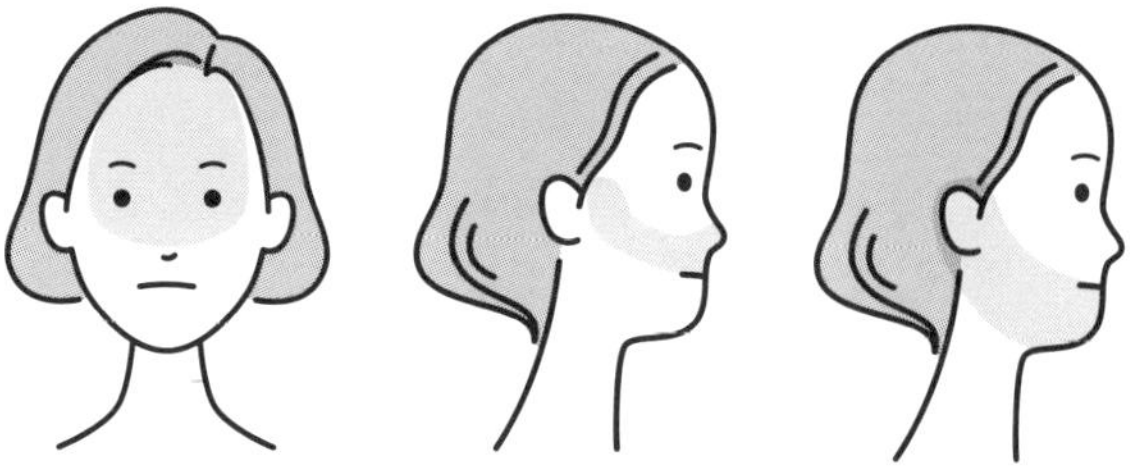

顔の神経である三叉神経は３つの領域に分かれます。

免疫力の低下が引き金になって起こる

帯状疱疹は神経節の中に潜んでいたウイルスが増殖し再活性化することで起こります。発症からの経過は36ページを見てください。

ではなぜウイルスは再活性化してしまうのでしょうか。

大きな原因となるのが過労やストレスによるものです。これらは**一時的に免疫力を低下させ、ウイルスの再活性化を引き起こします。**症状が誘発されるだけでなく、症状を悪化させる要因にもなります。もちろん、加齢により体全体の免疫力も低下しているので、それに過労が加わることでより発症しやすくなるといえます。ちなみに帯状疱疹の患者数が増えるのが、会社の決算期や年末などの忙しい時期。また、災害などが起こると生活環境の激変から体力や免疫力が低下するので、気をつけたい病気のひとつといえるかもしれません。

このほか、免疫システムに異常を起こす持病があると帯状疱疹にかかりやすくなります。**悪性腫瘍、糖尿病、膠原病のほか、放射線照射、抗がん剤投与などによって免疫機能が低下**した時に多く発症することがわかっています。

免疫力低下を引き起こす原因とは

過労で帯状疱疹に！

帯状疱疹発症時の状態や基礎疾患をみたもの。過労が最も多くなっています。

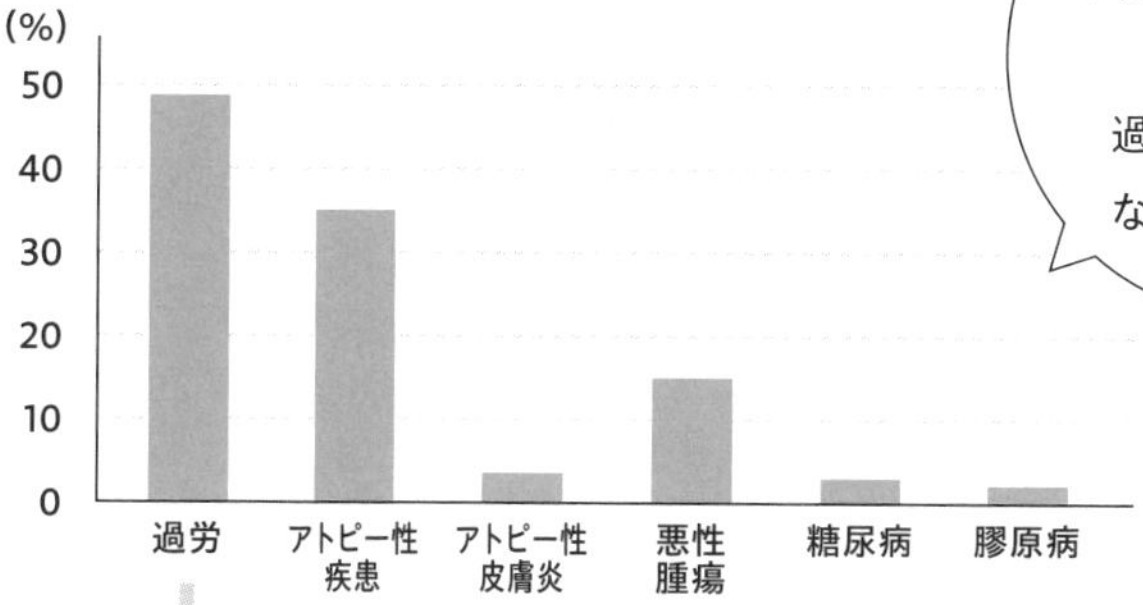

出典：東京慈恵会医科大学皮膚科本田まりこの統計より

過労・ストレス

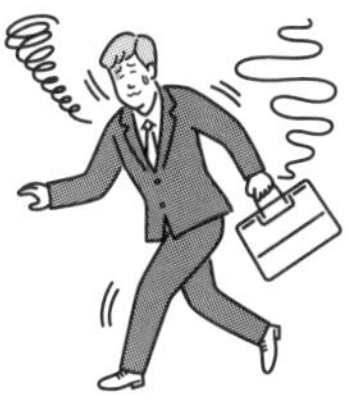

帯状疱疹は、疲れがたまったタイミングで発症しやすくなります。旅行やレジャーなど楽しく過ごしているつもりでも、心身の負担になっている場合もあります。また、帯状疱疹は夏に多く発症する傾向があります。夏バテがきっかけになることも。厳しい暑さが身体的なストレスとなっていることが考えられます。

免疫にかかわる持病がある

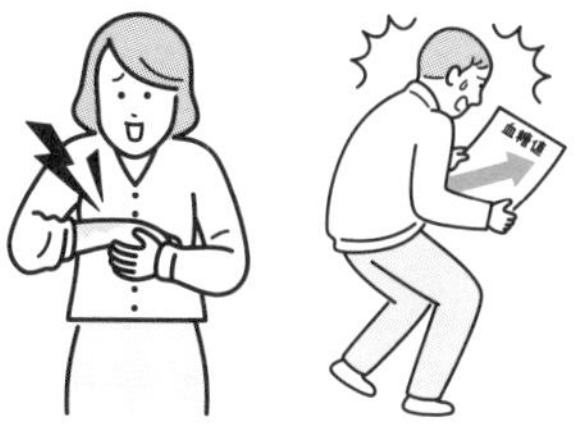

過労やストレスがなくても、持病によって免疫力が低下。アトピー性疾患や膠原病では免疫機能が適切に働きません。また、糖尿病で高血糖の状態が続くと、免疫細胞の働きが悪くなります。こうした理由で免疫力が低下し、帯状疱疹のリスクを高めます。がんの治療中も免疫力が低下するため、帯状疱疹の発症率は高くなります。

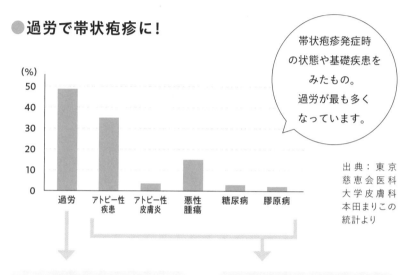

帯状疱疹の発症からの経過

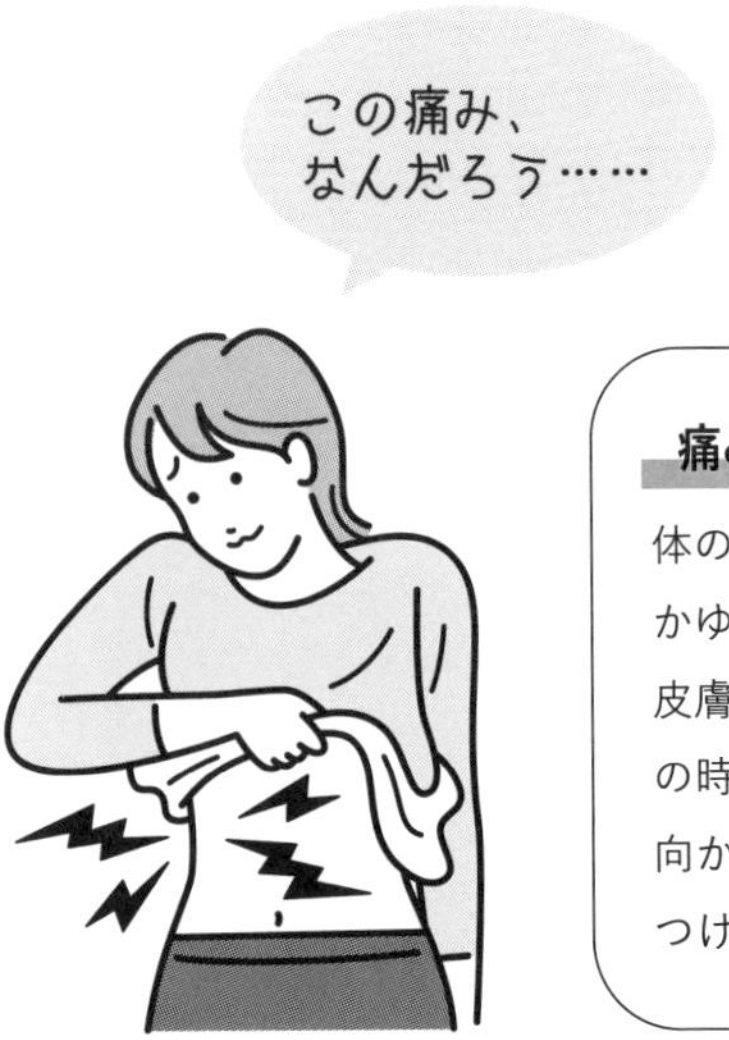

痛み、違和感、かゆみを感じる

体の左右どちらかに痛み、違和感、かゆみなどを感じる前駆痛の時期。皮膚には症状が出ていません。この時の痛みは、ウイルスが皮膚に向かって移動するときに神経が傷つけられて起こるもの。

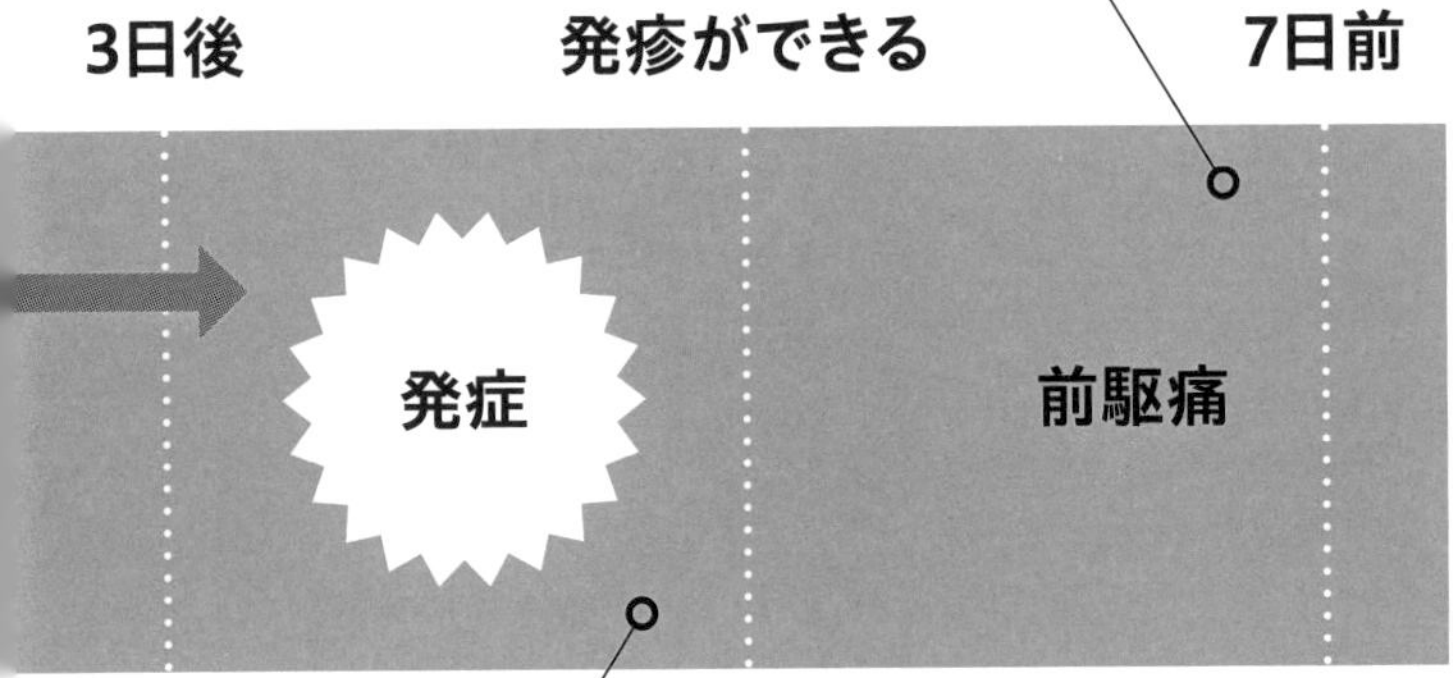

虫刺されのような赤い発疹が出る

赤く小さな発疹が現れます。その後発疹が数個集まり、発疹の上に小さな水ぶくれができます。

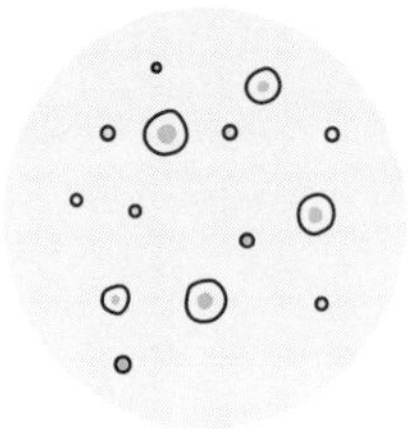

痛みからはじまる帯状疱疹
症状の特徴と進行を知る

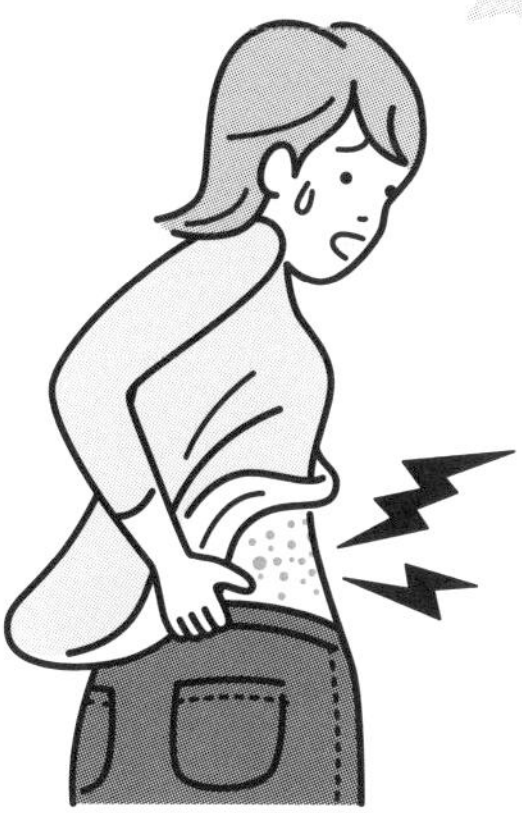

水ぶくれは膿疱に変化！

粟粒から小豆大の透明な水ぶくれから、黄色い膿疱になり、痛みが強まることもあります。

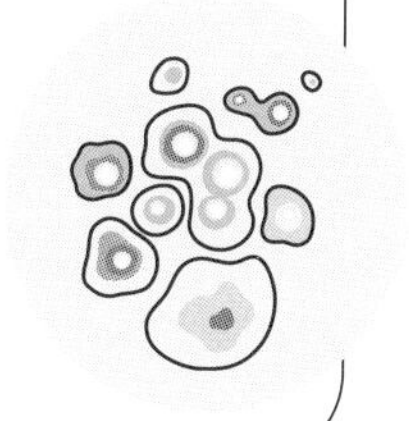

7日後

14日後

急性痛

かさぶたになる

膿疱が破れ、ただれたり、潰瘍（皮膚が深くむけた状態）になったりしたあと、乾いてかさぶたになります。

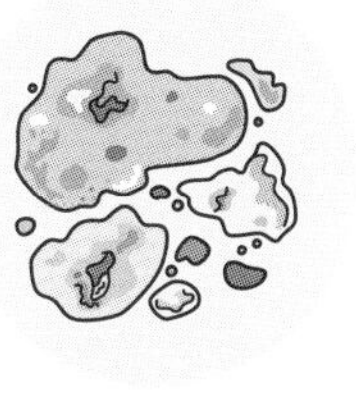

21日後

痛みが消える!

かさぶたが落ちて治る

かさぶたは乾きはじめ、自然に落ちます。痛みも皮膚症状もこの頃までになくなります。高齢者の場合、自然治癒に3週間以上かかることもあります。

21日目以降～
3か月以上

帯状疱疹にかかった人の約2割は、皮膚症状が治っても痛みだけが残る後遺症（帯状疱疹後神経痛 P65参照）に移行します。

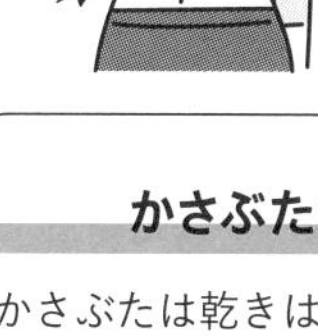

重症化すると角膜炎、難聴、失明の恐れも！

帯状疱疹が重症化すると、それが原因となってほかの病気や症状を引き起こすことがあります。つまり、**帯状疱疹には合併症があるということです。最もよく起こるのが、帯状疱疹後神経痛（ＰＨＮ）**です。これについてはＰＡＲＴ４で詳しく取り上げます。

ここではそのほかの合併症についてみていきましょう。帯状疱疹が発症する部位によって起こる合併症が違い、注意することも異なります。

帯状疱疹には、左ページにまとめたような合併症がありますが、症状が出た初期の段階で適切な治療を行うことで、これらの合併症になる可能性を低くすることができます。また、合併症を発症したとしても軽度ですみ後遺症を残さないケースが多いのです。

そのためにも、帯状疱疹を軽くみて痛みを放置したり、不安なまま症状を無視したりしないで、治療につなげることです。また、治療を中断すれば、症状が消えるまでに時間がかかったり、痛みが消えにくくなったり、神経のダメージが大きくなると考えられます。重症化や合併症、後遺症を防ぐためにも治療においては医師の指示に従ってください。

注意したい合併症

耳の近くで発症した場合

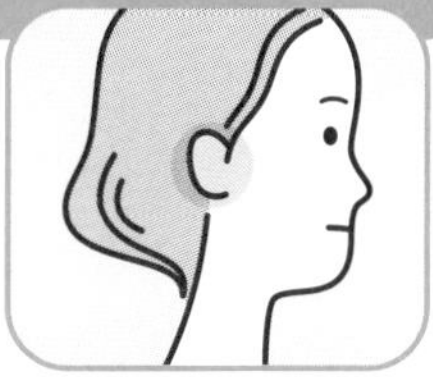

皮膚症状が治ったあとも、めまいが続いたり、難聴、顔面神経麻痺、味覚障害が残ることも。これらの症状は、ラムゼイ・ハント症候群と呼びます。耳の痛みが1週間程度続くようなら、医療機関を受診してください。

目の上や鼻、額に発症した場合

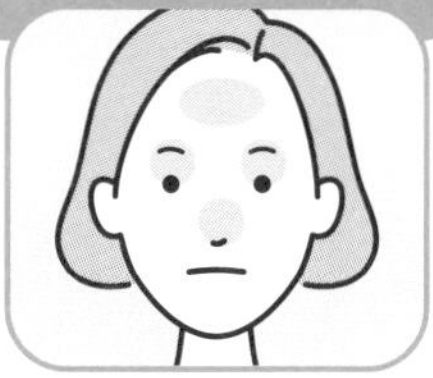

角膜炎やブドウ膜炎を起こすリスクが高まり、これらの合併症を起こすと視力低下や悪くすると失明の可能性も。目に少しでも痛みを感じたら、なるべく早く眼科を受診してください。

お腹に発症した場合

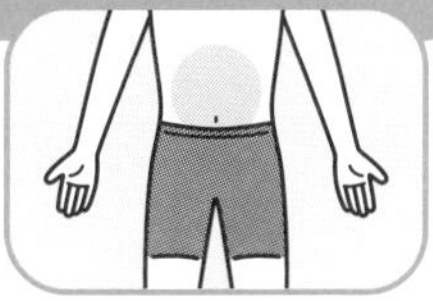

片側の腹筋が麻痺するので、お腹がふくらんだり、便秘になることがあります。重症化すると腸閉塞に至ることもあります。

お尻や陰部に発症した場合

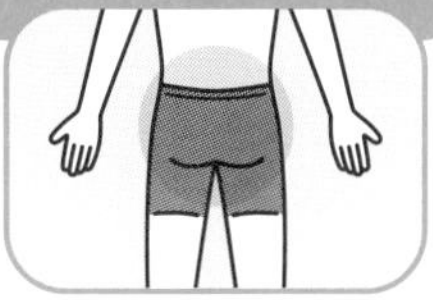

膀胱の神経が麻痺して尿の出が悪くなったり、直腸の働きが悪くなり便秘になることがあります。陰部は痛みを感じたり、皮膚がただれてあとが残ることも。

そのほかの合併症

ウイルスが活発で脊髄の深い部分まで炎症が及ぶと、運動麻痺、筋の萎縮が起きることも。ごくまれですが、ウイルスが脳に到達した場合、命にかかわる帯状疱疹脳炎に至ることもあります。

帯状疱疹はほかの人にうつるのか

帯状疱疹はうつるのでしょうか？　帯状疱疹になった方からよく聞かれることです。結論から申し上げますと、**帯状疱疹にかかった人が、周囲の人に帯状疱疹をうつすことはありません。**

しかし、水ぼうそうにかかったことがない人や、水痘ワクチンを接種していない人には、帯状疱疹になった人からウイルスが感染することはあります。この場合、ウイルスが感染すると、帯状疱疹ではなく、水ぼうそうとして発症します。大人が水ぼうそうにかかると、高熱が出たり、肺炎などの合併症につながる危険もあるので注意が必要です。

帯状疱疹にかかった際、ウイルスは水ぶくれの中に多く含まれています。患部のケアをする時に、水ぶくれがつぶれて大量のウイルスが飛散するのを防ぐために、感染の可能性がない人がケアするほうがいいでしょう。水ぼうそうの経験がない子ども、また水痘ワクチンを接種していない妊婦さん、病気などで免疫力が極端に低下している人は帯状疱疹患者との接触は避けるようにしましょう。

水ぼうそうとしてうつる

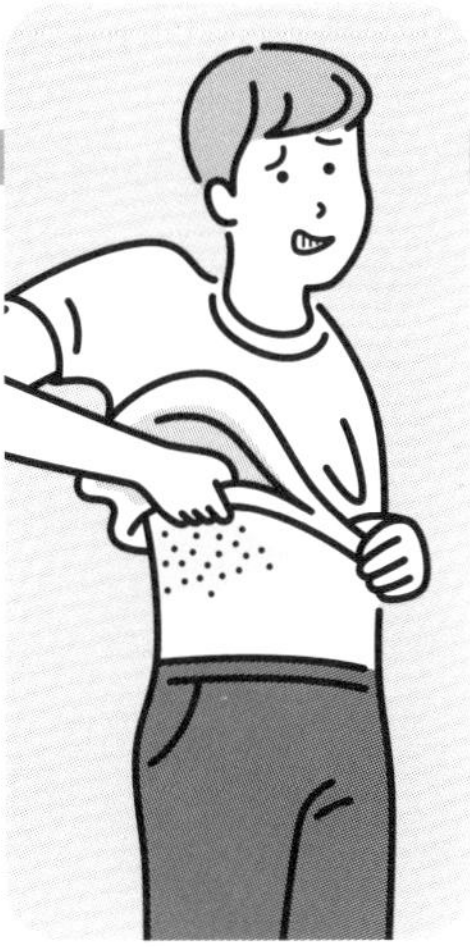

**ウイルスは
うつらない**

・水ぼうそうになったことがある人
・水痘ワクチンを接種している人

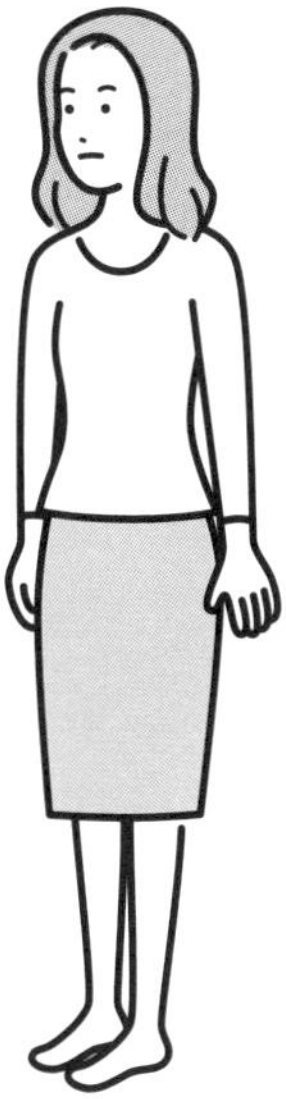

過去に水ぼうそうにかかったことがある人に、ウイルスがうつる心配は基本的にありません。しかし、免疫力が極端に低下している人には再感染するケースもあります。

**ウイルスがうつる
可能性がある**

・水ぼうそうになったことがない人
・水痘ワクチンを接種していない人

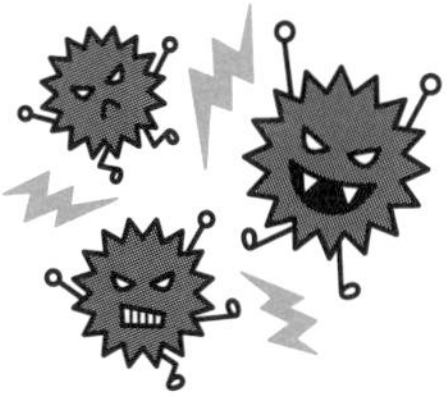

水ぼうそうとして発症

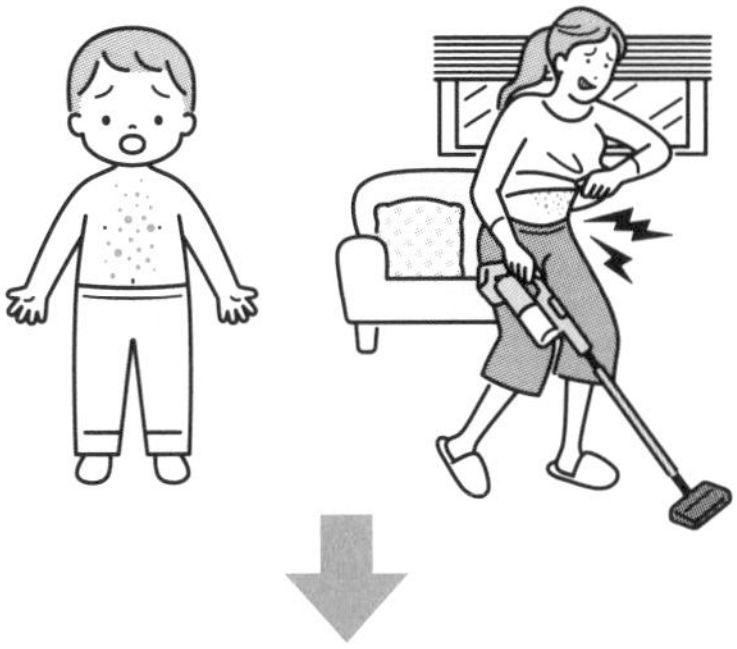

いずれは帯状疱疹を発症するかも

COLUMN

帯状疱疹の体験談②

腰痛だと思って整形外科を受診 翌日発疹が出て帯状疱疹と判明

高田健一さん（仮名・65歳・会社員）

「最初は、右側の脇から腰のあたりにかけてビリビリとした痛みを感じたので、腰痛かな？　と思い整形外科に行きました。肋間神経痛かもしれないといわれて少し様子をみることになり、痛み止めと湿布を処方されました。

翌日、湿布を貼った部分が痛かゆくなってきたので、かぶれかなと思って見てみると赤いポツポツが……。これは変だなと思って皮膚科に行ったら帯状疱疹と診断。抗ウイルス薬と鎮痛剤で、通院しながら治療しました。痛み止めを飲めば痛みはおさまるのですが、効果が切れるとまたビリビリとした痛みに悩まされ、こんな痛みがいつまで続くか不安でしたが、1週間ほどで痛みはおさまりほっとしました。妻も以前帯状疱疹になり、女性に多いと聞いていたので、まさか自分がなるとは……。

定年退職の時期だったこと、また、子どもの独立で家庭環境が変わったことなどがストレスになっていたのかもしれません。皮膚科の先生から免疫力を高めるための生活の実践も大切だと聞き、自分の生活を見直すきっかけになりました」

PART 3

初期治療が大切!

最新治療法とワクチン予防

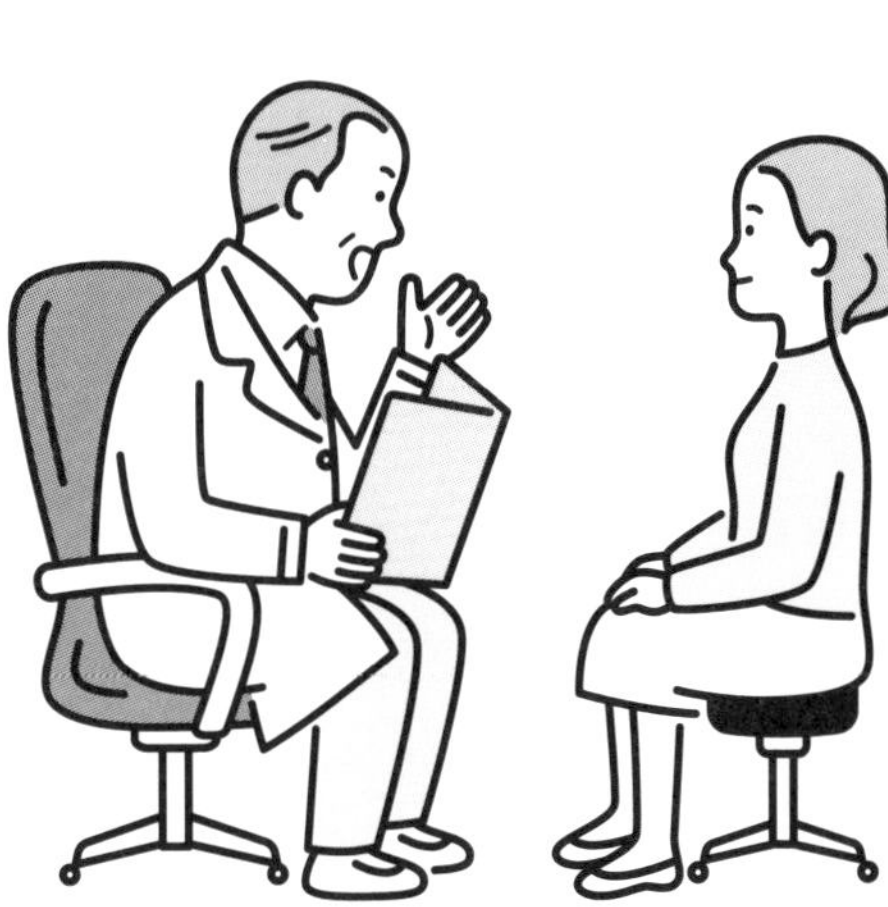

自己判断せず迷ったら皮膚科へ

痛みのある部位から発疹が出たら帯状疱疹を疑い、皮膚科を受診します。皮膚科では、水ぼうそうにかかったことがあるかどうか、水ぼうそうの予防ワクチンを接種したかどうか、痛みや発疹の経過はどうかといったことを聞かれます。こうした問診と皮膚の症状から帯状疱疹かどうかを診断します。問診では持病や服用している薬などについて聞かれることもあるので、お薬手帳などを持参し正確に伝えるための準備をしていきましょう。

週末に気づいた場合は放置せず、土日も診療している医療機関や救急外来などを受診します。週明けまで待っている間に症状が進んでしまうことも考えられるからです。

発疹が現れる前の帯状疱疹の痛みを神経痛、頭痛、腹痛などと思い、内科、婦人科、整形外科を受診する人もいます。しかし、この時点では帯状疱疹かどうかわかりません。その後発疹が出たら、他科に通っている場合でも皮膚科を受診してください。また、皮膚症状の前に痛みが出る前駆痛は帯状疱疹の特徴ですが、**痛みがない場合でも赤い発疹や水ぶくれが出たら皮膚科を受診**します。

皮膚科での治療が基本

かかりつけ医などで、帯状疱疹の疑いがわかれば皮膚科を紹介してくれます。

発疹が出たあと、自分で気づいて皮膚科を受診。

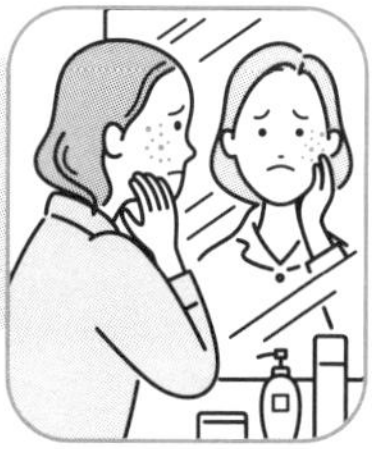

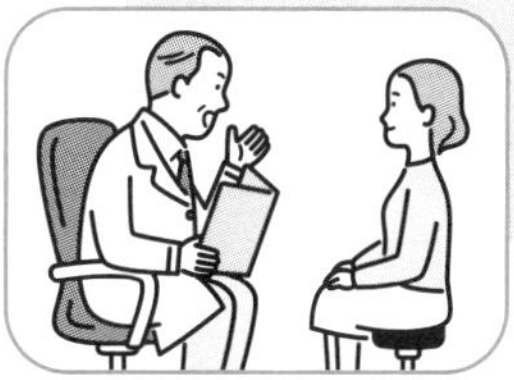

皮膚科
皮膚症状をふくめ、総合的に診察、治療にあたってくれます。

発疹の部位や、合併症が出ている場合は他科を紹介してくれます。

目の周りに発疹がある場合は眼科。

耳周りに発疹がある場合は耳鼻科。

婦人科や内科を紹介される場合もあります。

治療をしてもなかなか痛みがとれない、痛みが強くなった

ペインクリニック
神経ブロックなど痛みの専門治療を受けることができます。

症状に合った治療法で進められる

では、帯状疱疹の治療はどのように進められるのか、その流れをみていきましょう。

皮膚科を受診して帯状疱疹と診断されたら、**抗ウイルス薬と鎮痛薬での治療が基本**です。抗ウイルス薬の服用によりウイルスの増殖を抑え、鎮痛薬で痛みを抑えます。

しかし、治療開始後の経過には個人差があり、症状や痛みが比較的早くおさまる人も

帯状疱疹の治療法

病院受診

発疹や痛みで病院を受診。帯状疱疹だと診断

治療のはじまり

・抗ウイルス薬↓P48へ
・鎮痛薬↓P50へ

痛みが強く、なかなかおさまらない

・ステロイド薬
・神経ブロック

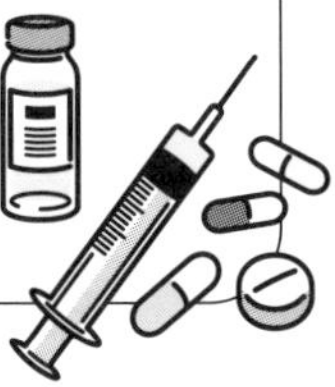

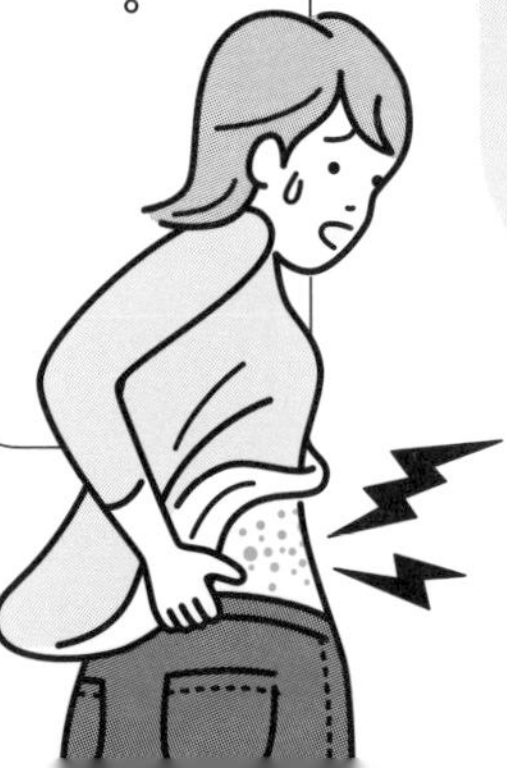

いますし、痛みが強くなっていく人、皮膚症状がひどくなる人などさまざま。**症状やその変化に合わせて治療の内容が変わってきます。**治療方法に不安や疑問があれば、主治医に確認し、納得して治療にのぞむことが大切です。

皮膚症状が治ったあとでも痛みが続き、後遺症である帯状疱疹後神経痛と診断された場合は、痛みをやわらげる治療を行っていきます。帯状疱疹後神経痛についてはPART4(P65)で解説します。

帯状疱疹後神経痛の治療

皮膚症状が悪化
- 抗菌薬や皮膚潰瘍治療薬など塗り薬を使用

←

痛みがなかなかとれない
- 抗うつ薬や鎮痛薬
- 神経ブロック

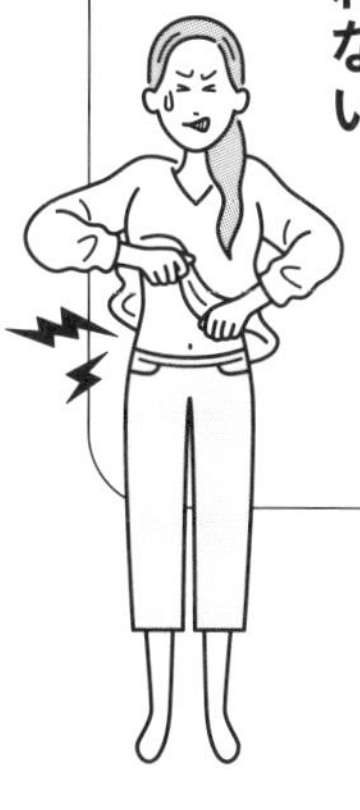

←

帯状疱疹後神経痛と診断→P65へ
- 抗うつ薬や鎮痛薬
- 神経ブロック
- 低出力レーザーや漢方薬などの治療

抗ウイルス薬の早期の服用が肝心

治療においては、帯状疱疹を引き起こすウイルスの活動を止めるために、なるべく早く抗ウイルス薬を投与することが肝心です。**抗ウイルス薬は、ウイルスの増殖を抑え、神経の炎症を抑える効果**があります。発疹や水ぶくれなどの皮膚症状や痛みの緩和にも有効なので、治療では早めに使用することが大切です。

抗ウイルス薬は発疹が現れてから3日以内（72時間以内）に服用を開始するのがよいとされます。痛みがなくなったとしても7日間飲み続けることが必要です。症状が軽くなったからといって勝手に服用をやめれば症状が悪化します。症状が比較的軽い場合は、内服薬（飲み薬）の抗ウイルス薬で治療します。症状が重い場合や免疫機能が低下している場合には、入院した上で抗ウイルス薬の点滴による治療が必要となることがあります。

ウイルスの活動を抑えれば神経の炎症も早期におさまります。神経の損傷を最小限にとどめることで、帯状疱疹後神経痛への移行をくい止めることになります。抗ウイルス薬は、帯状疱疹の治癒を早めるだけでなく、帯状疱疹後神経痛の予防にも効果的なのです。

抗ウイルス薬とは

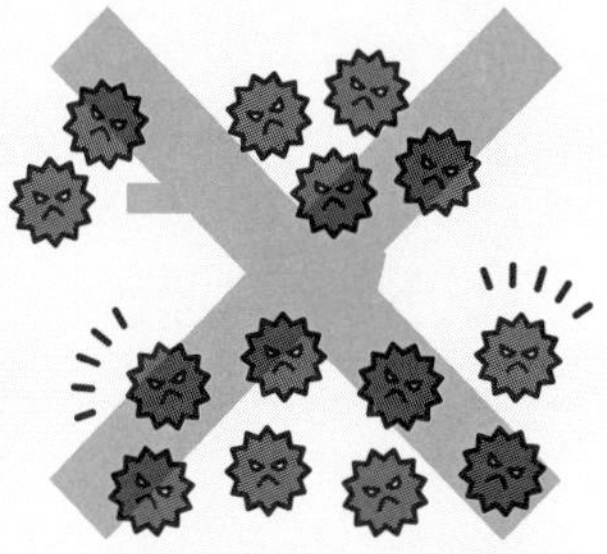

ウイルスは自分の
DNAをコピーして、
神経節の中で増殖!

抗ウイルス薬が
ウイルスをやっつける!

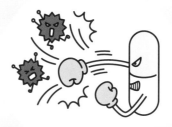

抗ウイルス薬はウイルスを死滅させる
ことはできませんが、増殖を防ぎます。

おもな抗ウイルス薬　・アクシロビル・バラシクロビル・ファムシクロビル

抗ウイルス薬がウイルスの増殖を抑えることで

ウイルスの潜伏期を早期に改善

↓

合併症のリスクを
軽減する

後遺症である
帯状疱疹後神経痛の
リスクを軽減する

痛みコントロールで治療を長引かせない!

抗ウイルス薬の治療と同じように重要なのが、鎮痛薬で痛みをとる治療です。帯状疱疹の症状は痛みからはじまることが多く、発疹が現れたあとに、痛みがさらに強くなる傾向があります。帯状疱疹の痛みを我慢したり、放置したりせず、積極的に取り除くことが大切です。痛みの強さで使う薬も変わってきます（左図参照）。

痛みを我慢すれば、痛みの刺激により神経が興奮し、血管が収縮して血行が悪くなります。こうなると神経のダメージも進みやすくなり、痛みがより一層強くなってしまうのです。さらに、血行が悪くなれば、抗ウイルス薬の成分もなかなか患部にいきわたらないので、治療にかかる時間も長くなります。

つまり、**鎮痛薬で痛みを鎮める↓神経の興奮がおさまる↓血管が広がる↓血流がよくなる↓抗ウイルス薬の成分が体内にいきわたり作用しやすくなる、**とよい循環に変わるのです。鎮痛薬はあくまでも痛みそのものを軽減するためのもので、**ウイルスの増殖を止める働きはありません。**ですから、ウイルスに直接作用する抗ウイルス薬との併用が必要です。

痛みの強さで薬が変わる!

痛みの強さ：弱 → 強

弱

最初の処方はアセトアミノフェン

一般的な鎮痛薬には、このほかNSAIDｓ（非ステロイド性抗炎症薬／ロキソプロフェンなど）があります。胃腸や腎臓などへの影響が弱いですが、神経障害による痛みにはあまり効果は期待できません。

痛みが強い場合はステロイド薬

合併症を起こすリスクがある場合にも利用されます。

強

痛みが激しい場合はオピオイド鎮痛薬

神経系全体に作用し、その働きを抑えて痛みを鎮め、強い鎮痛効果があります。帯状疱疹後神経痛に移行した場合も用いられます。

症状によってはほかの薬も使用

帯状疱疹の治療は、抗ウイルス薬と鎮痛薬の二本柱で進めますが、痛みがなかなかとれないなど症状によっては、補助的にほかの薬を使うケースがあります。**鎮痛薬でもとれないひどい痛みには、鎮痛作用がある抗うつ薬、局所麻酔薬などが使われる**こともあります。また、発疹や水ぶくれがひどく皮膚がただれるなどの症状が悪化した場合には、**抗菌薬や皮膚潰瘍治療薬**などを使用します。発疹や水ぶくれが顔にできると症状が目に及ぶことがあります。この場合は、合併症を防ぐために目に塗り薬を使います。

このように補助的に使われる薬の中には、帯状疱疹後神経痛（Ｐ65参照）の治療に使われるものもあります。

抗ウイルス薬や鎮痛薬以外に使われる薬は、患者さんのつらい症状を軽減させるために使われるものです。帯状疱疹は症状が変化する病気で、経過に合わせて治療法が変わることも。さまざまな薬による治療に不安や疑問があれば、主治医に確認します。治療に関する不安を取り除いた上で治療にのぞみましょう。

補助的に使う薬とは

治療の基本　抗ウイルス薬&鎮痛薬

皮膚症状が悪化する

抗菌薬

抗生物質の軟膏やクリームで細菌感染を防ぎます。

皮膚潰瘍治療薬

胸やお腹にただれや潰瘍があると、衣服でこすれて悪化しがち。皮膚の修復を促す薬を使います。

眼軟膏

軟膏をまぶたに塗り、目の合併症を防ぎます。

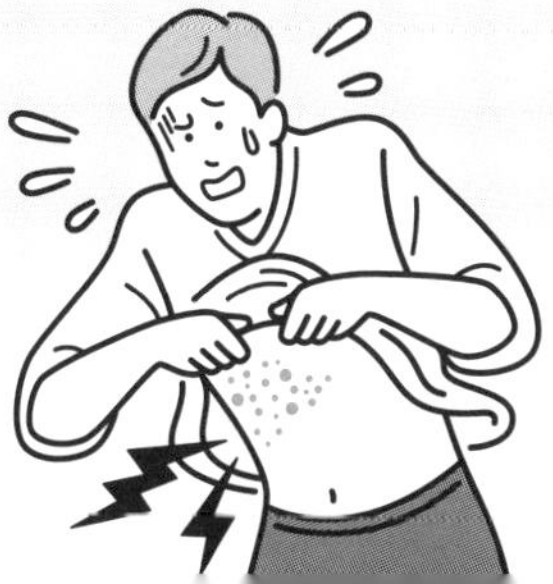

なかなか痛みがとれない

抗うつ薬

脳内の神経伝達物質に働き気分の落ち込みなどを治療する抗うつ薬には、痛みをやわらげる働きがあります。

局所麻酔薬

リドカインが配合されたクリームを使用。

そのほかの薬

抗うつ薬以外にも、抗てんかん薬や抗けいれん薬など神経の異常な興奮を抑える働きを持つ薬が使われることも。

治療中のセルフケアと生活

帯状疱疹になると、発疹が出て次第に水ぶくれになり、その後、かさぶたとなって自然にはがれ落ちます。この間、皮膚のセルフケアを適切に行うことで回復はスムーズに進みます。

大切なのは、**皮膚には必要以上に刺激を与えないようにすること。**そして**清潔に保つこと。**また、水ぶくれの中にはウイルスが潜伏しているので、ほかの人にうつさないためにも、**患部は覆っておくのが基本**です。そのほか、治療中の日常生活で特に気をつけたい点をまとめたので参考にして！

自己判断で薬はやめない

帯状疱疹の治療薬として処方される抗ウイルス薬は、基本的には7日分処方されます。抗ウイルス薬の効果が現れるのは、服用開始から3日ほどたってからです。症状が軽くなったからといって、自己判断で薬の服用をやめてはいけません。出された薬はすべて飲み切りましょう。

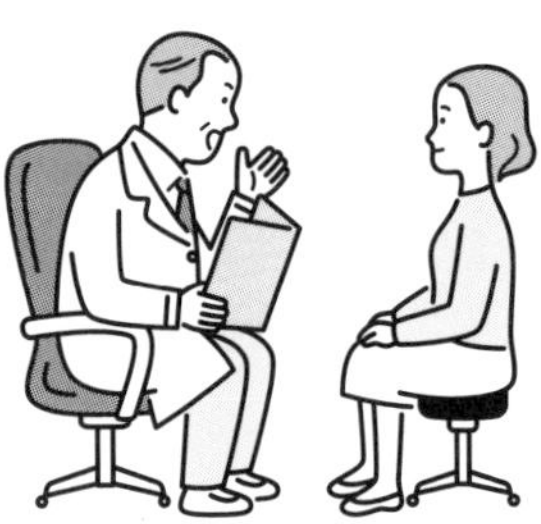

水ぶくれはつぶさない

水ぶくれは破いたりしないこと。水ぶくれがつぶれると細菌に感染しやすくなり、かえって治りが悪くなります。下着や衣服でこすれると痛みの原因になるので、患部にはガーゼをあてるか、包帯を巻いておき、薬を塗る時以外は、触らないようにします。

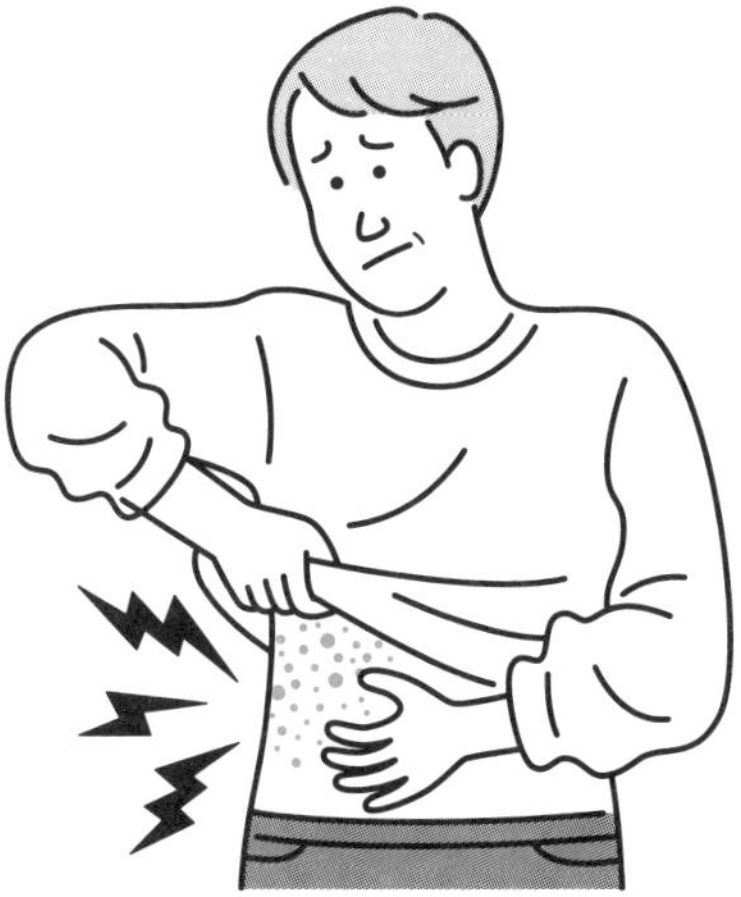

患部は清潔に保つ

帯状疱疹になっても発熱や倦怠感がなければ入浴はOKです。患部の汚れや皮膚の浸出液はシャワーできれいに洗い流します。患部を清潔にキープすれば、皮膚の回復も早まります。

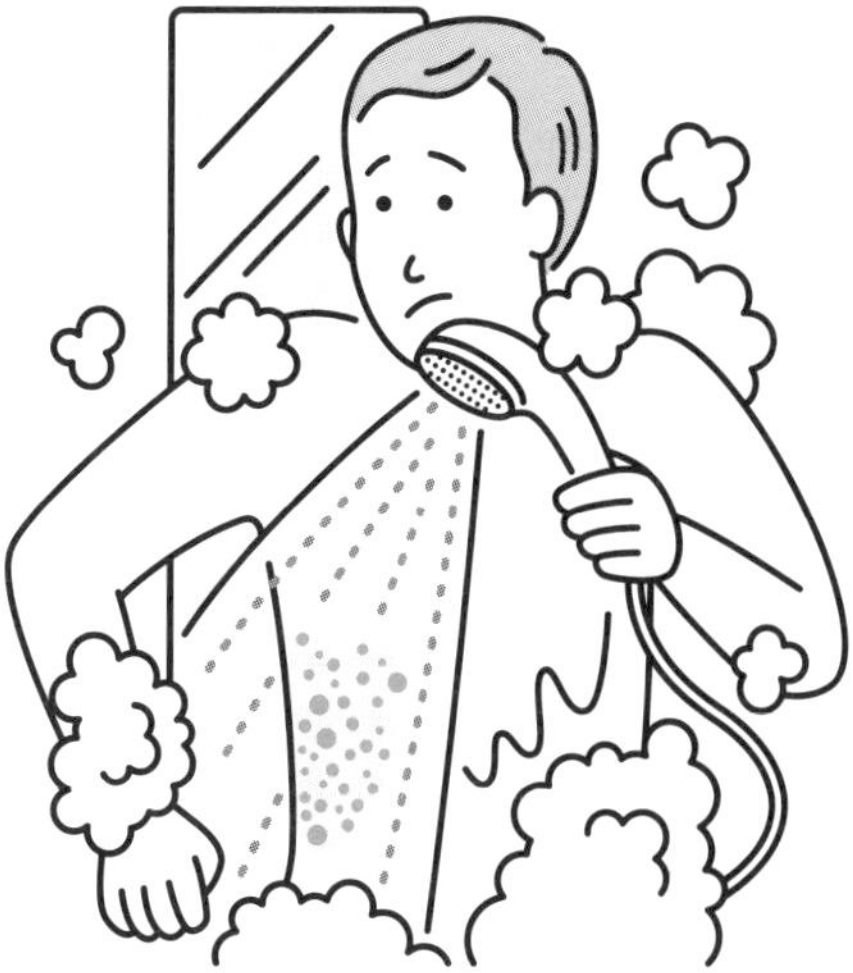

患部を温めるか冷やすかは感覚次第

患部を温めたほうがいいか、冷やしたほうがいいか、一概にはいえません。しかし、帯状疱疹になった直後は炎症が強いので、患部が熱をおびていることがあります。この時期は冷やしたほうが気持ちがよいとされています。水でしぼったタオルを患部にあてて冷やす、あるいは保冷剤をタオルなどに包んで使ってもいいですね。暑い時期であれば、低温のシャワーや水風呂を使っても。ただし、冷えると痛みが強くなる、あるいは入浴後に痛みが軽減されるなら患部を温めましょう（P77参照）。

コンタクトは使わない

目の周りに帯状疱疹ができ、痛みや充血がある時はコンタクトレンズの使用はやめましょう。目に炎症が起こると角膜炎やブドウ膜炎の可能性もあるので、すぐに眼科を受診。市販の目薬を使っている場合は、帯状疱疹が治るまで使用は控えましょう。

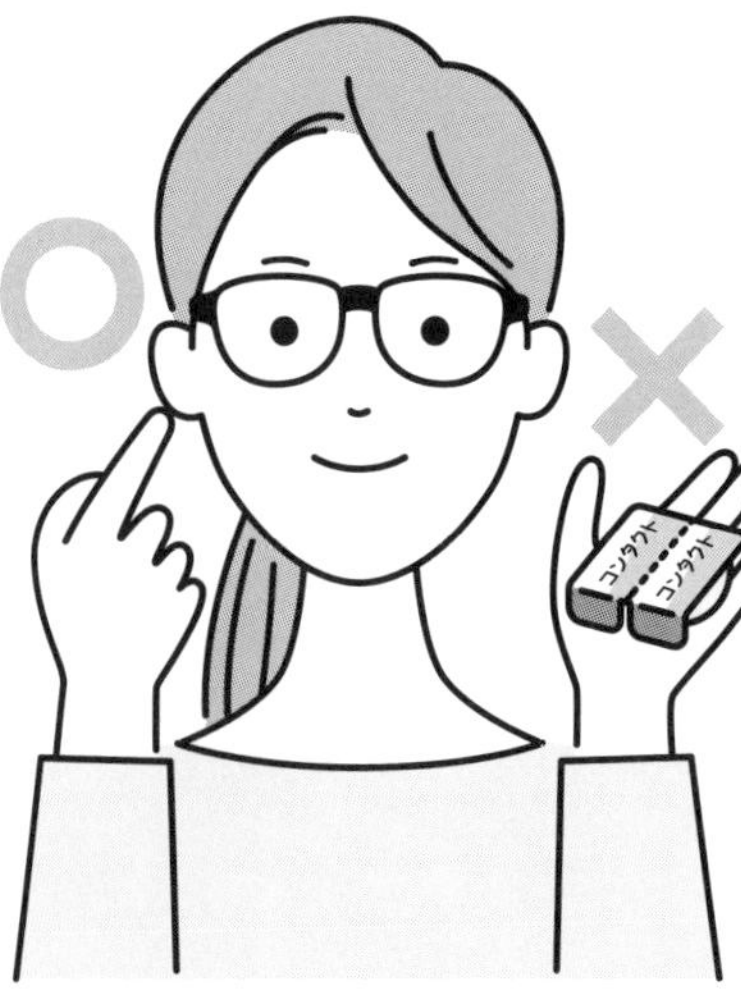

仕事は体調と相談しながら

帯状疱疹の発症を促す大きな要因が過労やストレス。これが明らかに仕事によるものなら、調整をしたほうがいいですね。無理をすれば治りも悪くなります。症状の重さにもよるので医師と相談して決めます。

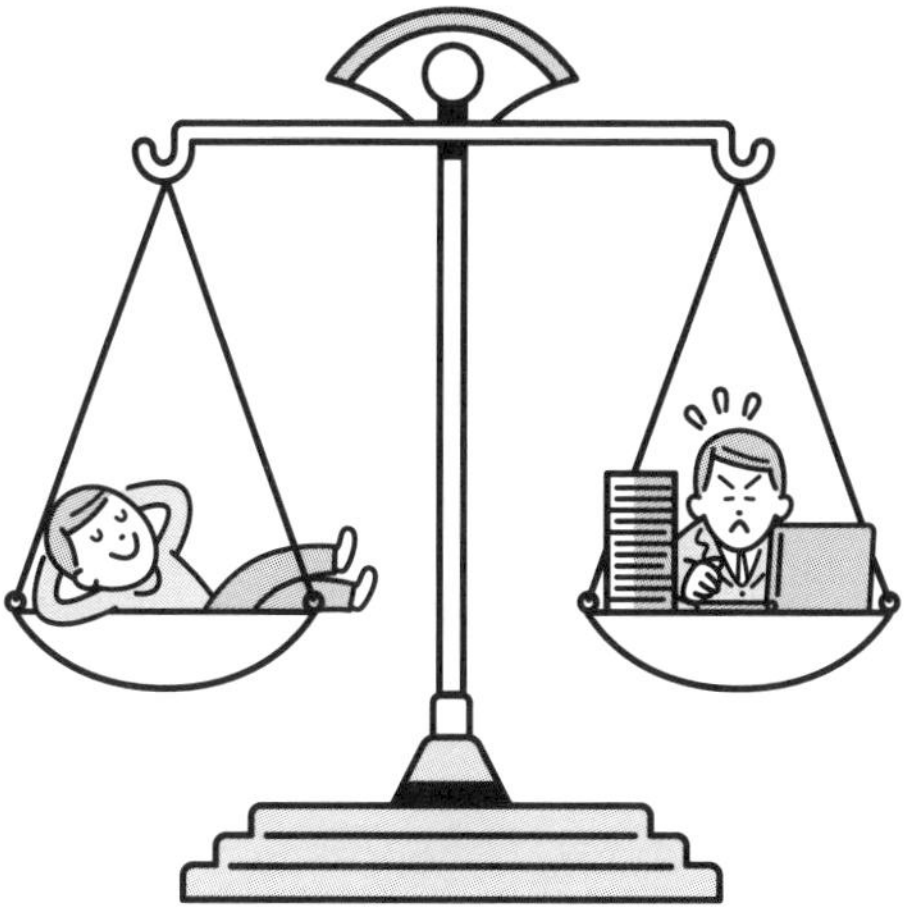

水分補給はこまめに

脱水になると抗ウイルス薬の副作用が出やすくなるので、薬を飲む時には、コップ1杯余分に水をとるようにしましょう。高齢者は脱水状態になりやすいので、特に注意が必要です。食事のほかに、水やお茶など、水分だけを1日1000～1500㎖はとりたいものです。

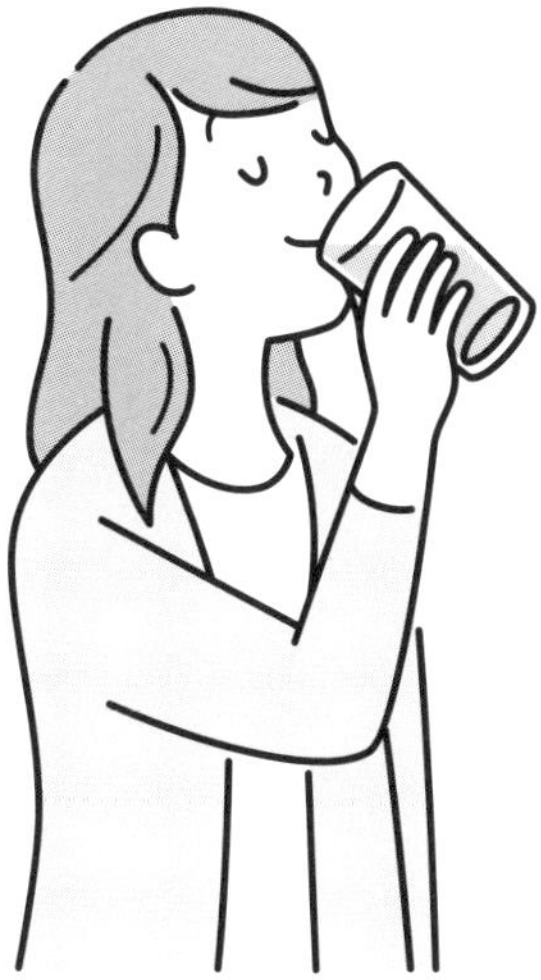

食事はしっかりとる

帯状疱疹になると、痛みや不快感で食欲がなくなりがち。1日3回の食事で栄養バランスよくとることは免疫力を回復するためには不可欠。顔に帯状疱疹ができ口が思うように動かせない時は、おかゆやスープなど食べやすい食事を取り入れてください。

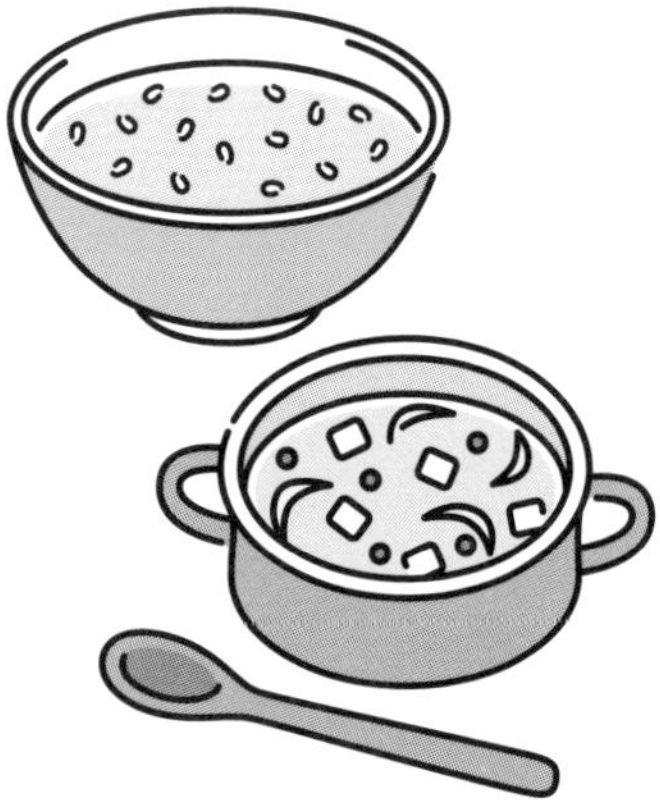

アルコールは控える

帯状疱疹は神経や皮膚の炎症です。炎症がある時にアルコールをとると、血管が拡張して炎症がひどくなります。特に皮膚が熱を持っている時はお酒は避けましょう。皮膚症状が治ってからにしてください。

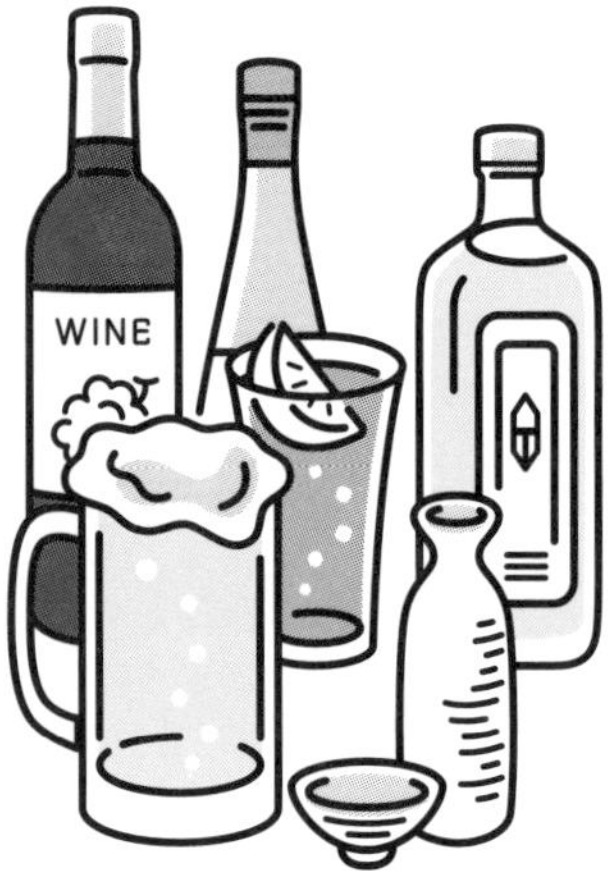

ペインクリニックを上手に活用

ペインクリニックとは、痛みをやわらげる治療を専門にしている医療機関や診療科のことです。帯状疱疹では痛みを我慢したり放置したりすると、それだけ治りも悪くなります。通常の治療をしてもとれないひどい痛みの場合は、ペインクリニックで痛みのコントロールをするのが効果的。麻酔科や痛み外来でも痛みの専門家がいるのでそちらを利用するケースもあります。

ペインクリニックでは、**神経ブロックなど痛みに特化した治療を受けられます。**神経ブロックとは、痛みを起こしている神経の近くに局所麻酔薬を注射して痛みの刺激を遮断（ブロック）する方法です。通院期間や頻度は痛みの程度によって違いますが、痛みが続けば治療は続き、治療によって痛みがとれれば完了です。

ペインクリニックは皮膚科の主治医の紹介、あるいは日本ペインクリニック学会のホームページなどで探せます。

ワクチンで発症と悪化を防ぐ

帯状疱疹を予防するためには、免疫力を強化することが重要ですが、加齢に伴い免疫力は低下していくものです。**帯状疱疹の発症を予防する有効な手段がワクチン。50歳以上ならワクチン接種を受けることができます。**また、ワクチンの種類（成分ワクチン）によっては、帯状疱疹に罹患するリスクの高いと考えられる18歳以上の人にも接種できます。

もちろんワクチンを接種しても帯状疱疹を完全に防ぐことはできませんが、発症率を低下させることにつながります。また、発症しても**悪化を防いだり、**後遺症である**帯状疱疹後神経痛に移行しにくい**といった効果が期待できます。帯状疱疹のワクチンは厚生労働省で認められていますが、個人の判断で行う任意接種です。接種費用は原則として個人負担となります（自治体によっては公的補助が出る場合もあるので担当部署に問い合わせてください）。

帯状疱疹ワクチンの安全性についてですが、臨床試験では約50％の人に副反応が出ることがわかっています。注射部位が赤くなる、かゆみ、熱感、腫れ、痛みなど多くは局所的な反応であり、重篤な副反応は認められないとされています。

加齢に伴い免疫力は低下!

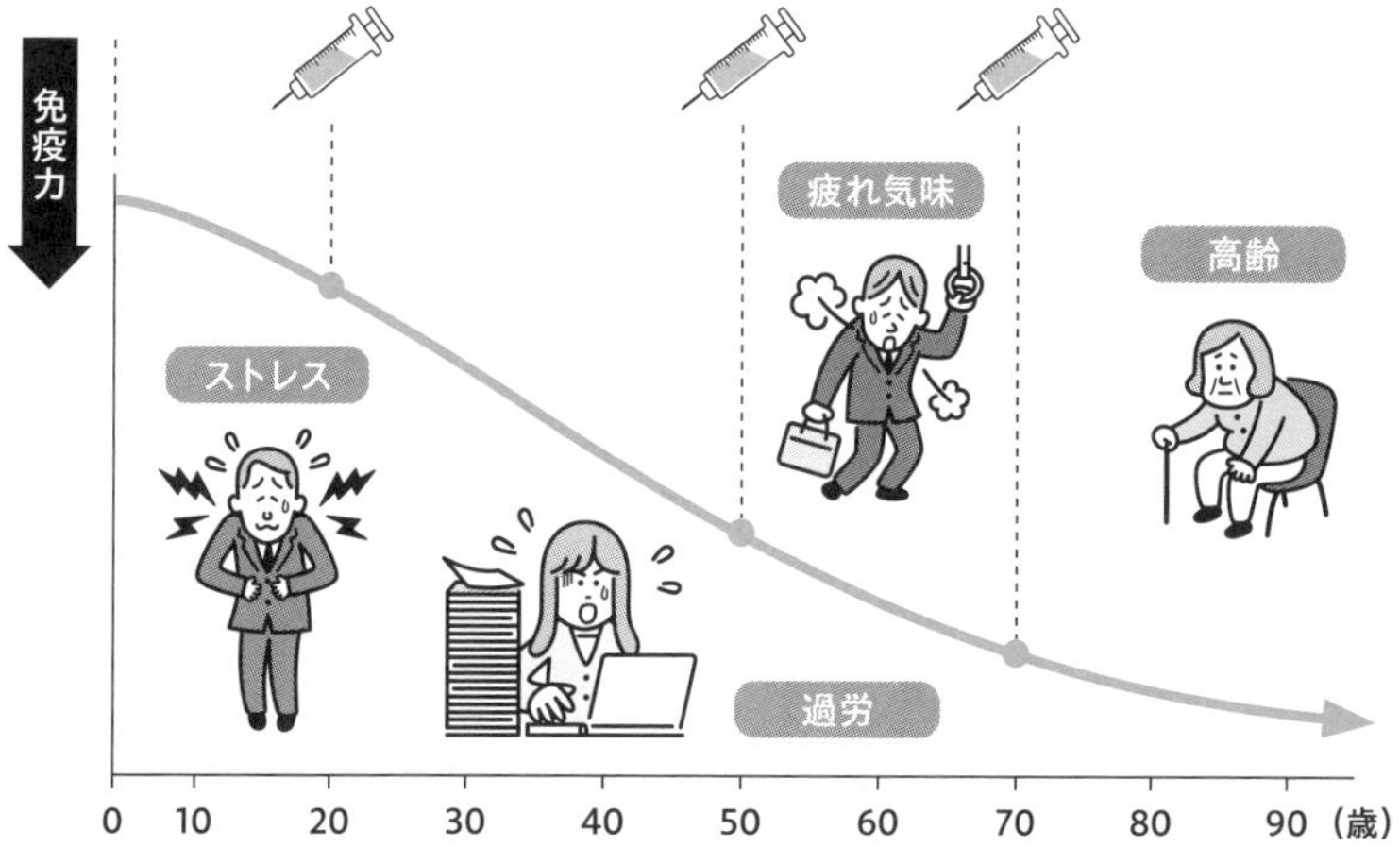

ワクチンを接種したほうがいい人

・50歳以上の人……発症率は50歳から高まりますが、80歳までに3人に１人、90歳までに約半数がかかるとされます。発症率のピークは70歳なのでその前にワクチン接種を考えてみましょう。
・免疫力を下げてしまう持病のある人、がん治療中の人
・繰り返し帯状疱疹にかかっている人……免疫力が低下しやすい
・妊娠・出産を考えている人……水ぼうそうにかかったことがなく、水痘ワクチンも摂取したことがない場合、妊娠中に水ぼうそうにかからないようにするため。

急ぐ必要のない人

・近年水ぼうそうに感染した人　・5年以内に帯状疱疹になった人
どちらも帯状疱疹に対する免疫力が高くなっていると予想されるので、急いでワクチンを接種する必要はないでしょう。

予防ワクチンは2種類ある

帯状疱疹の予防ワクチンは、水痘ワクチンとシングリックスの2種類あります。水痘ワクチンは、水ぼうそうの予防ワクチンで、乳幼児の定期接種で使用されているものです。一方のシングリックスは帯状疱疹を予防するワクチンです。シングリックスは２０２０年に認可され、それまでの生ワクチンよりも帯状疱疹の予防効果が優れています。帯状疱疹の発症予防効果は97％、帯状疱疹後神経痛への移行も89％減少となっています。

水痘ワクチンは、水ぼうそうの予防が目的であれば乳幼児にも接種できますが、帯状疱疹の予防の場合は50歳以上が対象です。水痘ワクチンは生ワクチンで、弱毒化された生きたウイルスを体内に入れます。免疫抑制剤を使用している人や免疫不全を招く病気の人には使用が禁止されています。

２つのワクチンには左ページの表にあるように、それぞれ特徴があります。予防効果、副反応の有無、接種回数や費用、自分の体の状態を考慮し、どちらのワクチンがいいかは主治医と相談して決めましょう。

帯状疱疹の予防ワクチン

ワクチンの種類	水痘ワクチン（生ワクチン）	シングリックス（不活性化ワクチン）
対象	50歳以上	50歳以上または帯状疱疹に罹患するリスクが高いと考えられる18歳以上の者
接種回数	メリット 1回（抗体値の上がり方により追加を検討する）	2回（2か月あける）
接種方法	皮下注射	筋肉注射
効果の持続期間	3～11年程度[※1]	9年以上
接種時の痛み	中くらい	強め
副反応	軽い痛みなど	痛み、赤い発疹、腫れ、発熱、筋肉痛がおこることもある
効果 帯状疱疹の発症	51%減少[※2]	メリット 97%減少[※3]
効果 帯状疱疹後神経痛の移行	67%減少[※2]	メリット 89%減少[※4]
費用	メリット 1万円程度（施設により異なる。公費助成を受けられる自治体もある）	5万円程度（2回）（施設により異なる。公費助成を受けられる自治体もある）
そのほか	妊婦、免疫不全の人には不向き	免疫不全の人も可能

※1 Cook SJ, et al., Clin Ther 37: 2388-2397, 2015
※2 国立感染症研究所, 帯状疱疹ワクチン ファクトシート, 平成29（2017）年2月10日
※3 Lal H, et al. N Engl J Med. 2015
※4 Cunningham AL, et al. N Engl J Med. 2016

COLUMN

帯状疱疹の体験談③

発疹は背中から脇腹へ。1か月痛みに悩まされました！

三宅みのりさん（仮名・50歳・会社員）

「帯状疱疹の予防ワクチンのことを知り、接種に行かなきゃと思っていた矢先に帯状疱疹に……。ある日、左の背中に違和感があり、見たら虫刺され程度の発疹が！　もしやと皮膚科にかけ込んだのですが、初期だったらしく帯状疱疹かヘルペスかはっきりしなかったようで、どちらにも効く抗ウイルス薬を7日分処方してもらいました。その後、発疹は背中から脇腹に広がり、痛みとかゆみに同時に襲われました。ちょうど皮膚科が休診だったので、内科でかゆみ止めの軟膏と痛み止めをもらいしのぎました。

帯状疱疹は発疹やかゆみだけで、痛みが伴うとは思っていませんでした。皮膚症状は1週間ほどでおさまったのですが、痛みは1か月くらい続きました。体の中からの痛みというか、今まで感じたことのない痛みで、就寝中に飛び起きることも度々でした。仕事は在宅でしたが痛みで集中できませんでしたし、痛みを抱えながらの生活が一番つらかったです。

帯状疱疹にかかった後に、私はワクチンを接種しました。家族にも同年代の友人にもワクチンをすすめています！」

PART 4

後遺症を防ぐ!

帯状疱疹後神経痛を知る

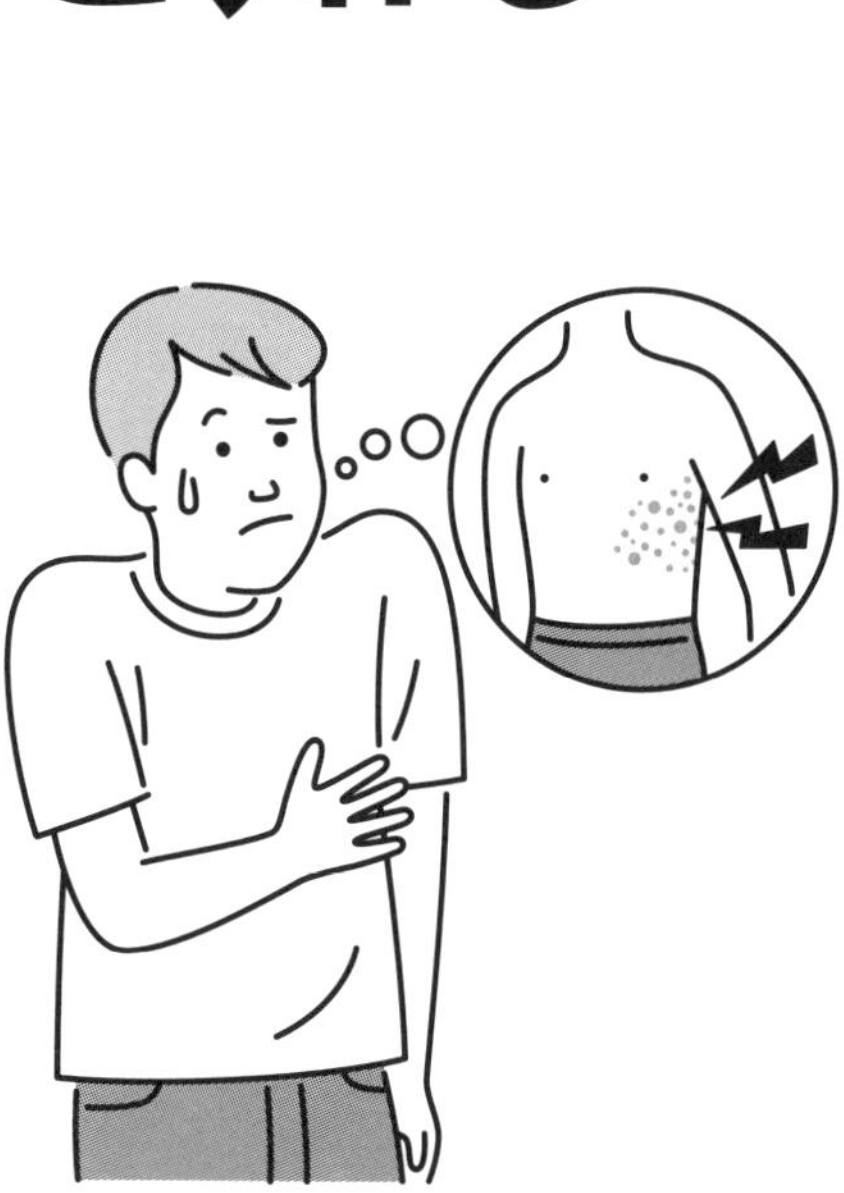

皮膚はきれい、でも痛みだけ残る後遺症

帯状疱疹は、発疹から水ぶくれになり、それがかさぶたになって治る頃には痛みはおさまります。通常2~3週間で治ります。しかし、中には**皮膚症状がきれいに治っても痛みだけが残るケース**があります。これが帯状疱疹の後遺症である、帯状疱疹後神経痛（PHN）です。医学的には、**帯状疱疹を発症してから3か月以上痛みが続く場合**をいいます。**帯状疱疹になった約2割が帯状疱疹後神経痛に移行**するといわれています。

では、この2つの違いはなんでしょうか。

帯状疱疹では炎症がおさまれば神経はもとに戻り痛みがなくなります。しかし、**帯状疱疹後神経痛は、炎症が長引くことで神経そのものが何度も傷つけられます。神経がダメージを受けた結果、皮膚は治っても痛みが続くのです。**炎症は治りやすいのですが、神経が一度傷つくとなかなか回復しないので、痛みが続くわけです。ひどいケースでは、神経が破壊されて感覚が鈍くなることも。また、本来なら痛みを感じない程度の刺激で鋭い痛みを感じてしまう、異痛症と呼ばれる感覚異常を引き起こすこともあります。

帯状疱疹後神経痛と帯状疱疹の違い

帯状疱疹後神経痛

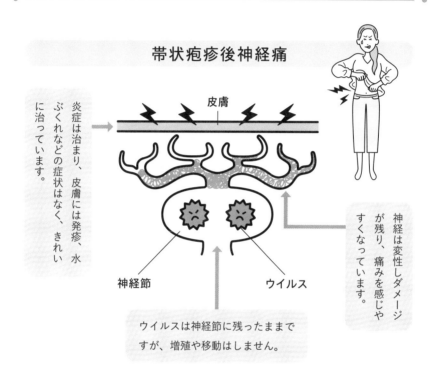

炎症は治まり、皮膚には発疹、水ぶくれなどの症状はなく、きれいに治っています。

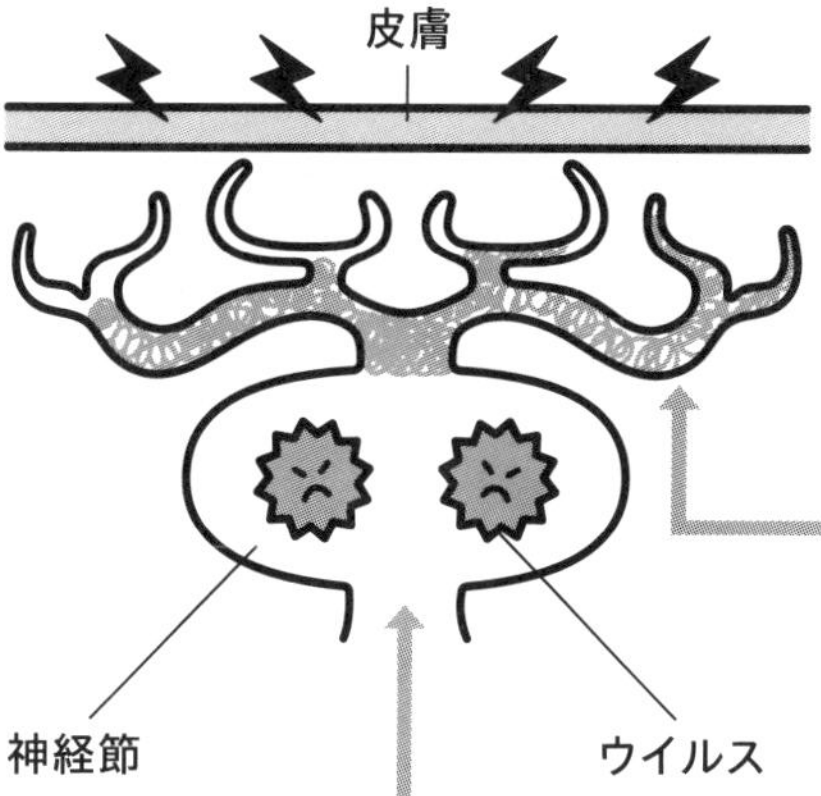

神経は変性しダメージが残り、痛みを感じやすくなっています。

ウイルスは神経節に残ったままですが、増殖や移動はしません。

帯状疱疹

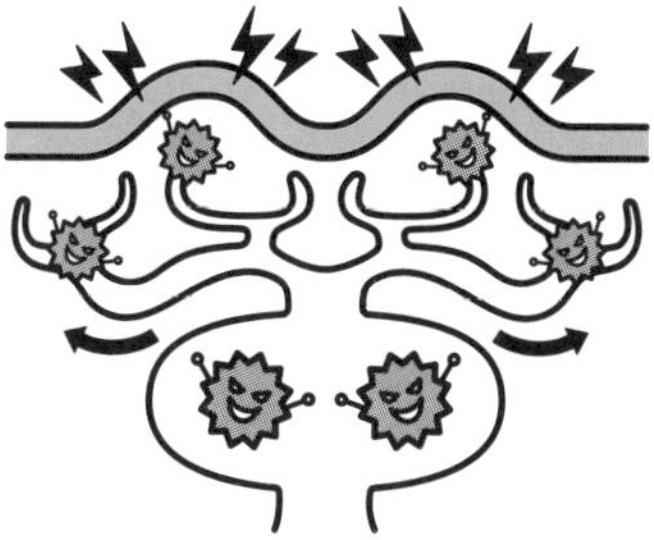

ウイルスは増殖・移動し、炎症により皮膚には痛みと発疹が出ます。炎症がおさまれば神経はダメージを受けないので、皮膚も回復します。

2割の人が帯状疱疹後神経痛になる

帯状疱疹と帯状疱疹後神経痛では痛みのしくみが異なるので、痛み方も違います。

帯状疱疹の痛みは、ヒリヒリ、ズキズキ、ビリビリだったのが、帯状疱疹後神経痛では、うずくような痛みであることが多いようです。帯状疱疹から帯状疱疹後神経痛へ移行する時には痛みが重なって現れることもあります。帯状疱疹後神経痛の痛みは通常は3～6か月かけて徐々に治っていきますが、長い人では数年に及ぶこともあります。

帯状疱疹になった人のすべてが、帯状疱疹後神経痛になるわけではありません。しかし、**約20%が帯状疱疹から帯状疱疹後神経痛に移行する**とされます。帯状疱疹は20代でもかかる人はいますが、帯状疱疹後神経痛に移行する人は多くはありません。やはり、高齢であることは帯状疱疹後神経痛のリスク要因となります。また、**帯状疱疹で痛みが強かった人、皮膚の症状がひどかった人なども帯状疱疹後神経痛を発症しやすい**ことがわかっています。どちらもウイルスがより活発だったことを意味するので、神経へのダメージもより大きくなり、なかなか回復しないので痛みにつながるのです。

帯状疱疹後神経痛の痛み

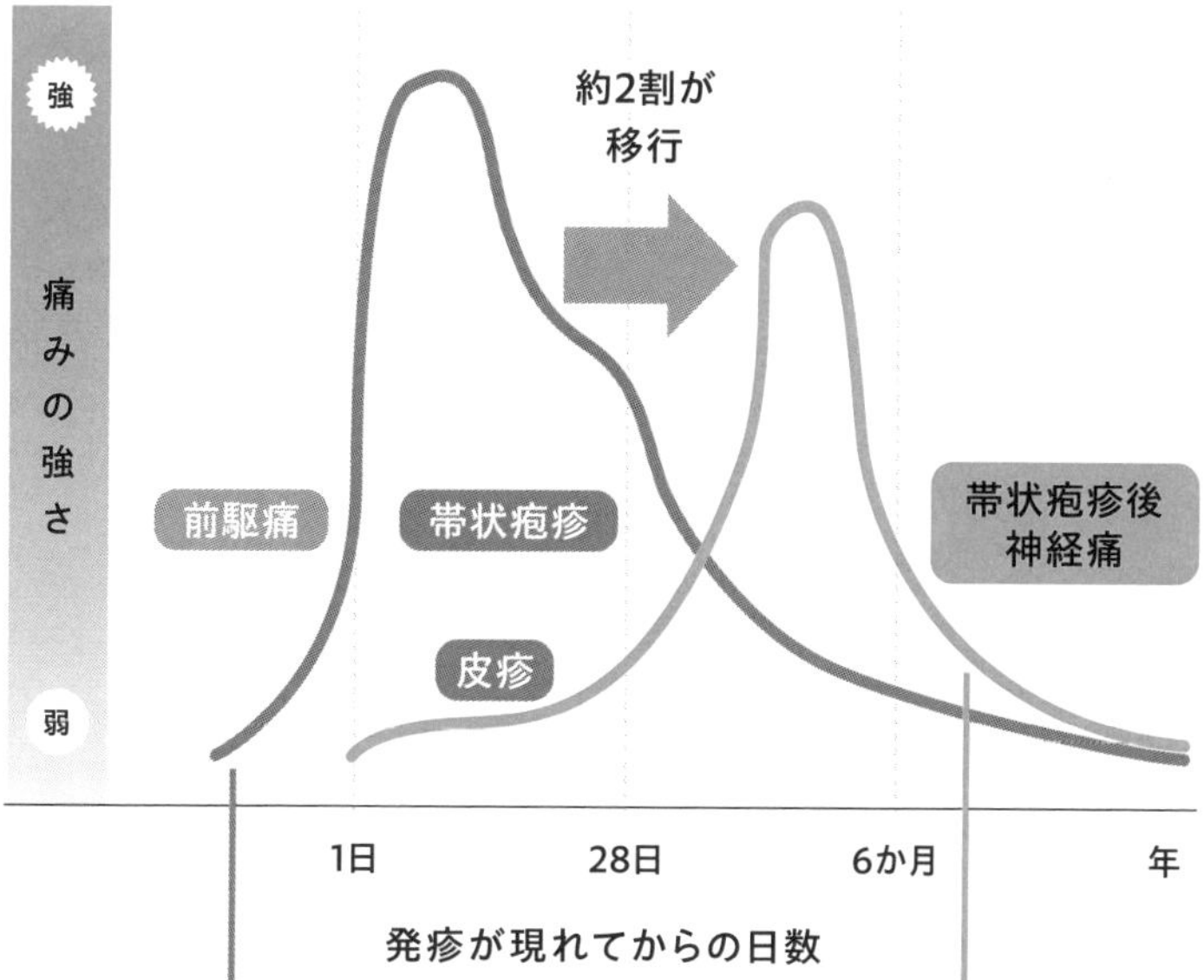

帯状疱疹の痛み

ヒリヒリ
ズキズキ
ビリビリ

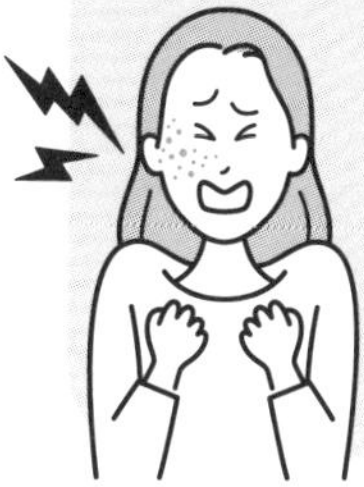

移行時には
痛みが
重なって
現れることも

痛み方が変わってくる

帯状疱疹後神経痛の痛み

うずくような痛み
電気が走るような痛み
肌に何かはりついているような違和感
焼けつくような痛み
針で刺されるような痛み
しびれがあるように感じる
風が吹いただけで痛い
痛みではなく変な感覚がある
つねっても痛くない

神経の損傷と痛みの記憶が原因

痛みには3つの種類があるとされ、**帯状疱疹後神経痛の痛み（神経障害性疼痛）と、帯状疱疹の痛み（侵害受容性疼痛）は、異なります。**

では、神経障害性疼痛である帯状疱疹後神経痛はなぜ強い痛みを伴うのでしょうか。

痛い！　という感覚は中枢神経から脳へと伝えられることで生じます。中枢神経は痛みに関する情報を脳に送りますが、なんらかの緊急事態が起きた場合は、その情報を遮断することで痛みを感じにくくします。たとえば、スポーツの試合中にケガや骨折をしても動きまわれるのはこのためです。しかし、**帯状疱疹後神経痛では、太い神経が傷つけられ、情報を遮断するしくみが故障しているので、常に痛みの情報が脳に伝えられてしまう**のです。

帯状疱疹後神経痛にはまた、心理的な要因も関係しているといわれます。帯状疱疹にかかっている時のつらい痛みが**「痛みの記憶」**として残ります。痛みは、体に異常を知らせるシグナルであるため、脳はその痛みを忘れないように記憶するようになるのです。その記憶を思い起こすことで実際に痛みを感じるのです。

3つある痛みの種類

炎症・刺激による痛み（侵害受容性疼痛）

帯状疱疹の痛みのおもな原因。炎症が起きていることを痛みで知らせます。ケガをした時に感じる痛みが侵害受容性疼痛で、体にとっては正常な反応です。

神経の痛み（神経障害性疼痛）

帯状疱疹後神経痛の痛みのおもな原因。炎症が起きていないのに、痛みだけ感じてしまいます。神経障害性疼痛は、神経が過敏に反応して脳に異常を知らせます。

心理的な要因による痛み

激痛の記憶が思い起こされ、のちに痛みを起こす原因になります。帯状疱疹の治療で痛みを抑えることは、痛みの記憶を脳に残さないことにつながります。これが帯状疱疹後神経痛の予防にもつながります。

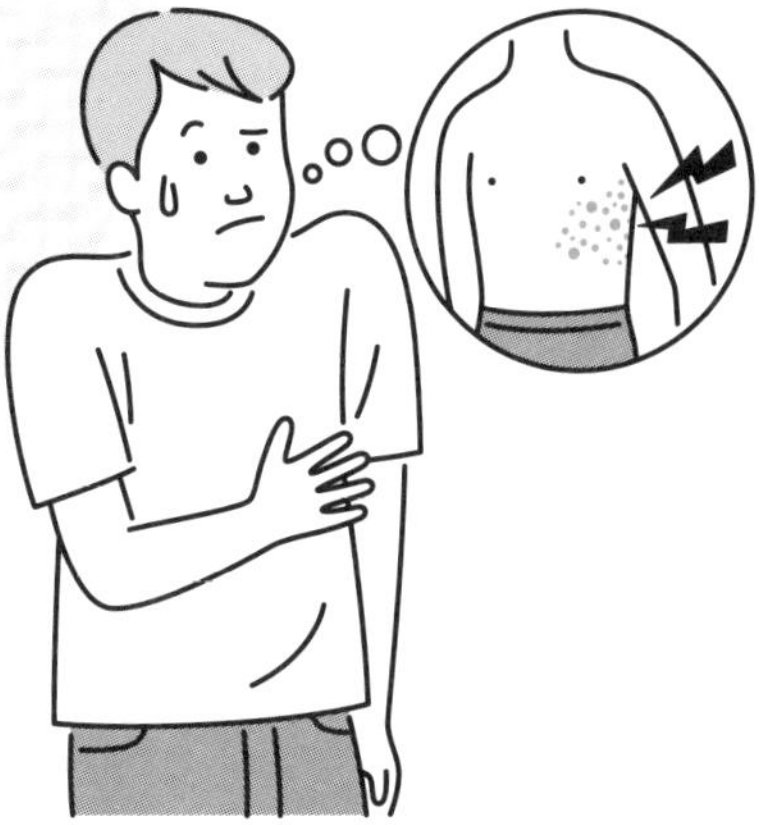

痛みの軽減が治療の目的

帯状疱疹の治療では、ウイルスの増殖を止めて炎症を抑えるのが目的でした。しかし、帯状疱疹後神経痛では、ウイルスは体内に潜伏しているものの増殖や移動はしていません。ウイルスへの対策ではなく、**痛みをコントロールすることが治療の目的**になります。治療では帯状疱疹の治療で使う抗ウイルス薬の出番はありません。

帯状疱疹後神経痛の治療は薬物療法が中心です。痛みを緩和するためにさまざまな治療法を活用します。鎮痛薬のほか、痛みの治療薬として抗うつ薬、抗てんかん薬、抗けいれん薬なども使います。抗うつ薬にはさまざまな種類がありますが、痛みによる気分の落ち込みの回復にも効果が期待できます。気持ちが上向けば、痛みも感じにくくなり、その軽減も期待できるのです。

帯状疱疹後神経痛の治療で難しいのは、前述したように脳に痛みの情報を伝えるしくみが不具合を起こしているため、鎮痛薬が効きにくいのです。医師と相談して効果的な治療法を探り、取り組みましょう。

おもな治療薬

抗うつ薬

痛みの刺激を緩和させる、脳内にあるカテコールアミンという物質を増やします。よく使われるのは三環系抗うつ薬です。

オピオイド鎮痛薬

強い鎮痛作用があり、抗うつ薬などで痛みが軽減しない場合に用いられます。帯状疱疹でも痛みが激しいときに使われます。

アセトアミノフェンなどの鎮痛薬

鎮痛作用が穏やかなアセトアミノフェンなどが使われます。胃や腎臓への影響が少なく、よく使われます。

抗けいれん薬

プレガバリンは神経の興奮を抑える抗けいれん薬。痛みをやわらげる作用があり、慢性的な痛みの治療によく使われます。

漢方薬

神経痛、関節炎、リウマチなどに使われる漢方薬を使います。桂枝加朮附湯《けいしかじゅつぶとう》、抑肝散《よくかんさん》など。

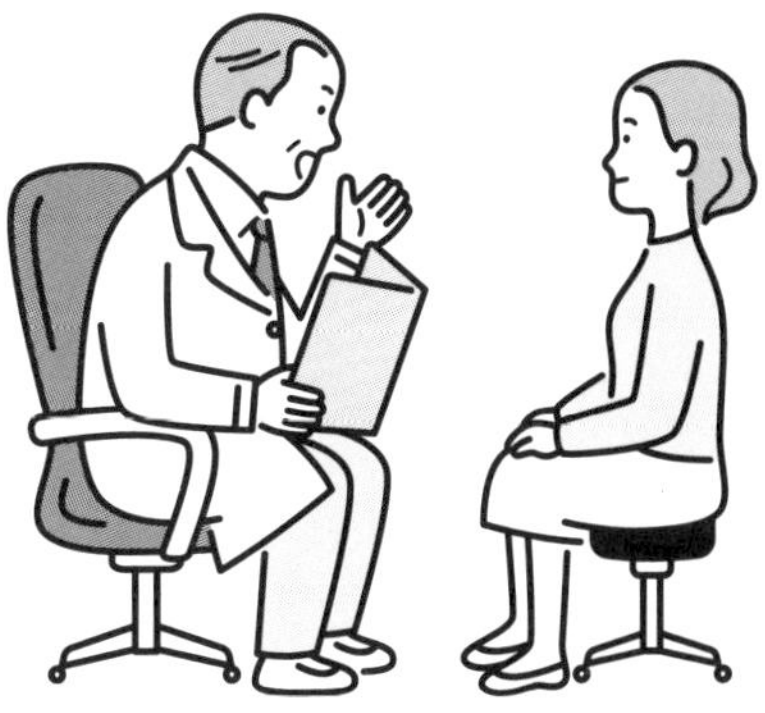

薬物以外の治療法もある

帯状疱疹後神経痛の治療には、局所の痛みを抑えるさまざまな療法も取り入れられています。**神経ブロック、低出力レーザー、イオントフォレーシス、漢方薬・外用薬・局所麻酔薬**などがあります。

鎮痛剤ではとれない痛みに神経ブロックが使われます。この治療法は痛みを感じる神経の周りに薬を注射して痛みを抑える方法で、麻酔科やペインクリニックで受けられます。帯状疱疹になった時でも重症の場合は、神経ブロックを行うケースもあります。

低出力レーザー、イオントフォレーシスといった機器を使った治療は、皮膚科のほか、ペインクリニック、麻酔科でも実施されています。注射が苦手な人は、痛みの治療を進める中でのひとつの選択肢として考えてみるのもいいでしょう。

医療機関によっては漢方薬、外用薬、局所麻酔薬を使う場合もあります。院内製剤として使うケースもあります。多くの治療法があるので、主治医と相談してわからないところがあれば解決して進めることです。

薬物以外の治療のいろいろ

低出力レーザー

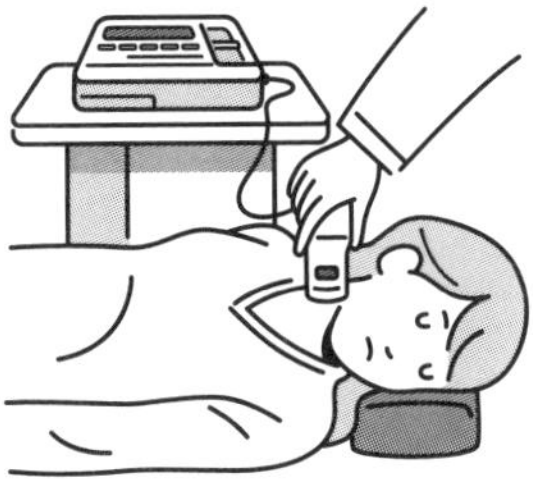

近赤外線レーザーを傷ついた神経にあて、血流を改善したり、炎症を抑制する方法。神経ブロックに近い効果が得られます。針を刺さずにすむので患者の負担が軽くなります。

神経ブロック

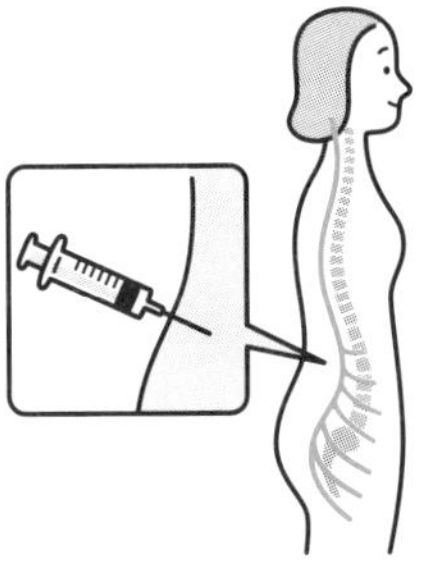

痛みを感じる神経組織やその周辺に、ブロック針と呼ばれる特殊な注射針を刺し、局所麻酔薬を注入して神経の働きを抑える方法。

漢方薬・外用薬・局所麻酔薬

痛むところに局所麻酔薬のクリーム、カプサイシンを含むクリームを塗ります。医療機関が院内製剤として取り扱っています。痛みの緩和や体力回復に漢方薬が使われることも。

イオントフォレーシス

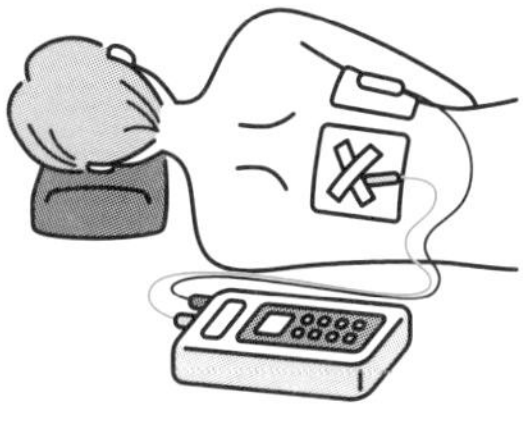

局所麻酔薬や抗炎症薬を、皮膚表面から電気で浸透させる方法。ガーゼに薬を染み込ませ、電気を流します。深部まで薬が浸透する、痛みがないといったメリットがあります。保険適用はありません。

温めると痛みが軽くなる！

帯状疱疹後神経痛は一人ひとり症状が異なるので、痛みを軽減する方法もAさんでうまくいったからといって、Bさんに効果があるかというと一概にはいえません。特効薬はないということです。クリニックで治療を進めてもなかなか効果が上がらないこともありますので、気長に取り組むことが肝心です。

痛みと上手につき合っていくという気持ちも必要です。

日常生活では、痛みを感じる部位を冷やさないほうがいいですね。**温めると血行がよくなるので、痛みがやわらぐ傾向にある**ようです。

入浴は効率よく全身を温めます。また、カイロや湯たんぽ、蒸しタオルなどを活用するといいです。温めてみて、自分が心地よく感じる方法をチョイスします。夏であれば、冷房などで体を冷やしすぎないようにしましょう。

まれに、冷やすと痛みがやわらぐという患者さんもいますので、その場合はどのような方法がいいか医師に相談してみましょう。

温めて痛みを軽減

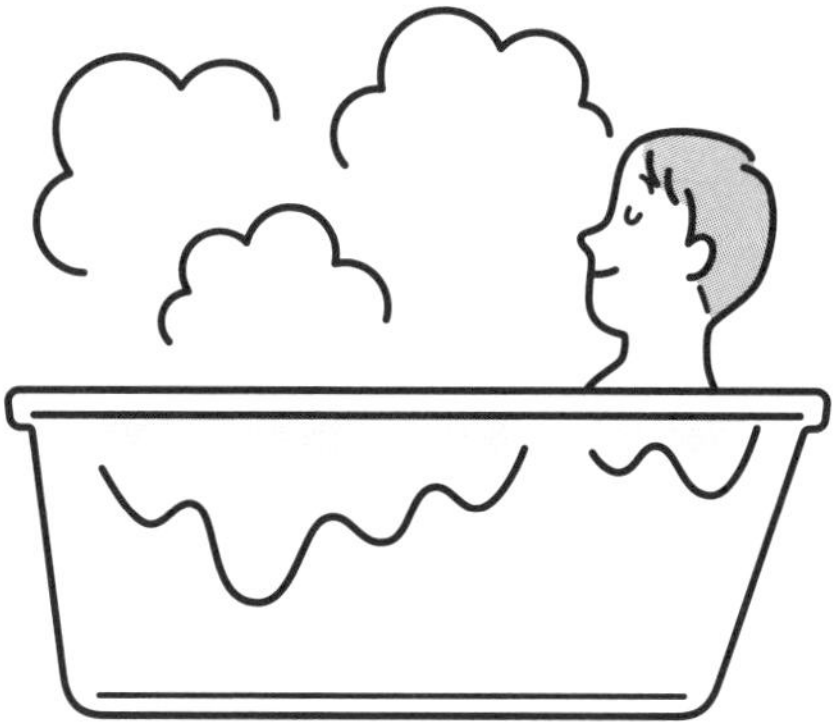

入浴で

ほかの病気で入浴の制限がなければ入浴回数を増やしてもいいですね。シャワーで終わらせず、しっかり湯船につかりましょう。

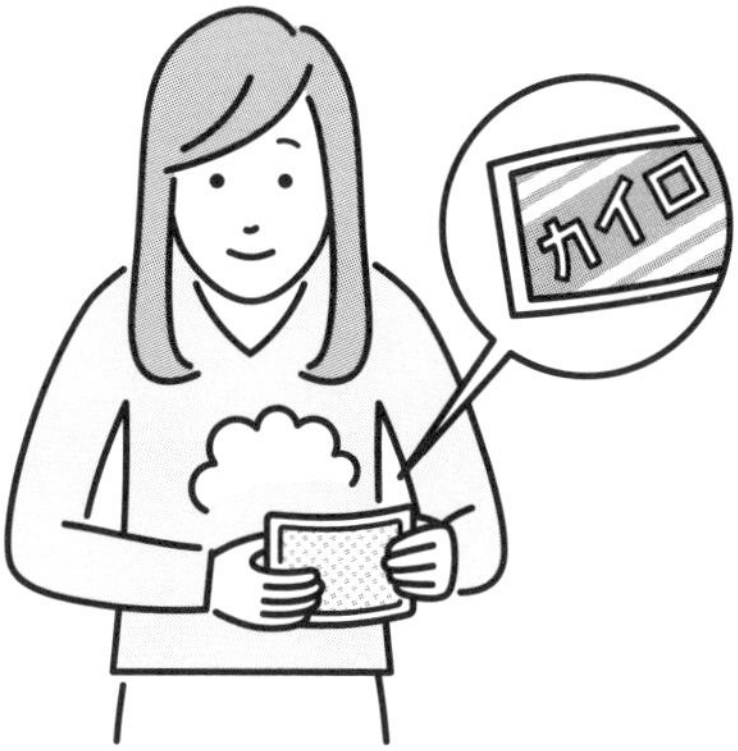

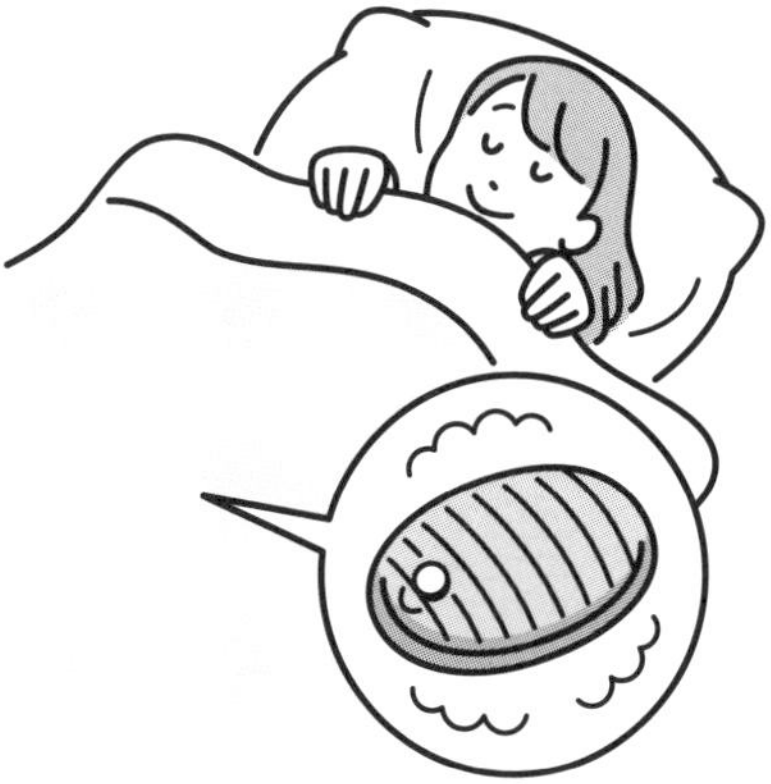

カイロで

尾骨の上や首の後ろなど太い動脈がある場所を温めると、効率よく全身が温まります。カイロを使うときは、やけどやかぶれに注意しましょう。

湯たんぽで

就寝時に上手に湯たんぽを使うには、まず布団に入る前に、足元や腰があたる部分に湯たんぽを入れて先に布団を温めておきましょう。

好きなことに集中して痛みを忘れる

帯状疱疹後神経痛の痛みの特徴として、**好きなこと、楽しいことに集中している時は痛みを感じない**ということがあげられます。何もしないでいることでかえって痛みが気になってしまい、痛みを感じやすくなってしまうもの。趣味などを見つけて取り組むのは痛みのコントロールになります。

なぜ痛みを感じにくくなるのでしょうか。

脊髄には痛みをコントロールする門（ゲート）があり、別のことに集中している時はこのゲートが閉じて痛みを感じにくくなるのです。これを**ゲートコントロール機能**といいます。帯状疱疹後神経痛では、このゲートが壊れて開きっぱなしになり痛みが常に脳に伝わってしまうのです。

スポーツや趣味もいいですし、散歩でもかまいません。活動する時間を増やして気分転換をすれば、痛みを感じる時間も減っていきます。こうして生活を続けることで、いつの間にか痛みがなくなって治ったということも少なくないのです。

集中すると痛みを忘れるのは?

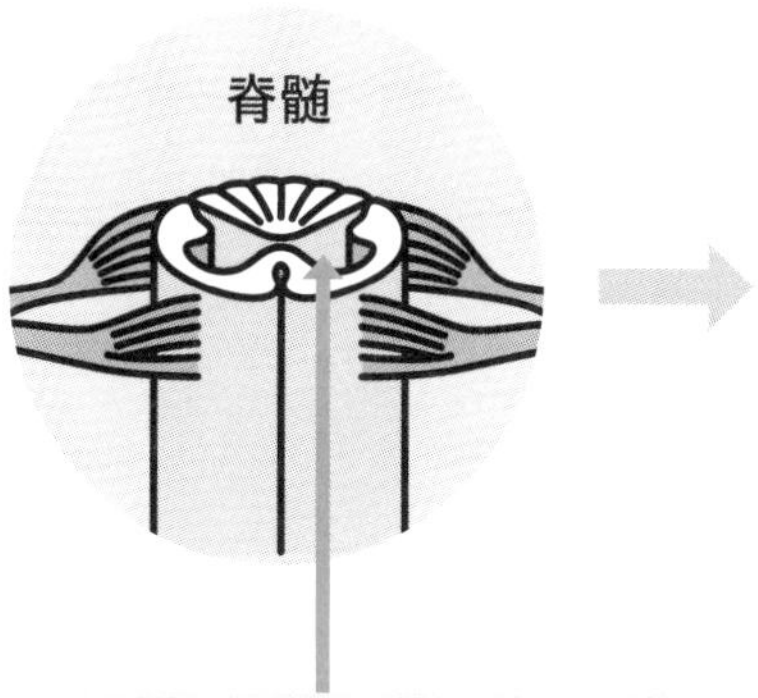

脳へ

脊髄にある痛みをコントロールするゲートが開閉することで痛みを調節

痛みを気にして
何もしないと…

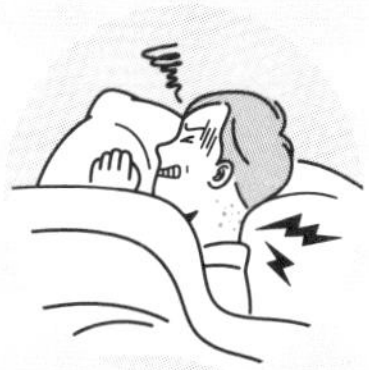

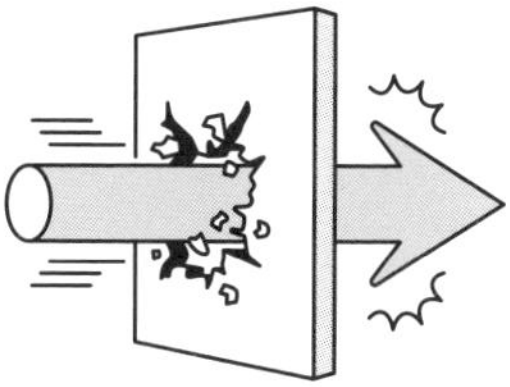

帯状疱疹後神経痛ではゲートが一時的な不具合を起こし、痛みの刺激が常に脳に伝わってしまうのです。

好きなことに
集中すると…

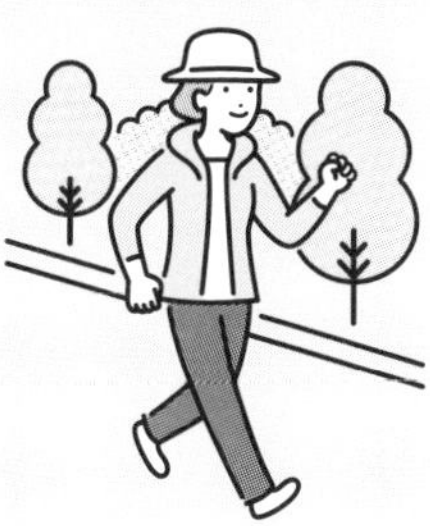

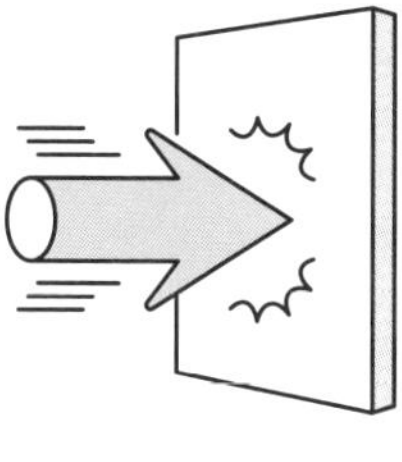

痛み以外のことに意識が向き、ゲートコントロール機能の不具合が改善。痛みの刺激は脳に伝わらない。これを続けることで痛みを感じなくなっていきます。

COLUMN

帯状疱疹の体験談④

左の太ももに感じた刺すような痛み 熱発、食欲不振で会社も休みました

根元和弘さん（仮名・27歳・会社員）

「寝ている時、左太ももにチクリと虫に刺されたような痛みをおぼえたのが最初でした。度々そんなことがあり、左太ももに赤い発疹が出たので整形外科に行ったら、帯状疱疹かもといわれそのまま皮膚科へ……。帯状疱疹についてはこの時はじめて知りました。処方された鎮痛薬がなかなか効かず、10分おきに襲ってくる激痛に悩まされました。治るまで１週間ほどかかりましたが、その間は熱っぽく、食欲もわかず、仕事にも行けませんでした」

虫歯かと思ったら帯状疱疹！ 心身の疲れが引き金に

小林三輪さん（仮名・38歳・会社員）

「ある日、右側の歯全体にビリビリする痛みが広がりました。虫歯かなと思い歯医者で診てもらったのですが、虫歯もなく神経に異常はないとのこと。鎮痛薬を処方してもらい様子をみることに……。3日ほどしたら右の髪の生え際に発疹が出たので、これは帯状疱疹かもと思い、皮膚科を受診。発症にストレスが関係していることを知り、先生からは、子育てと仕事で疲れていたのかもしれませんねと言われました。幸いひどくならず、1週間ほどで治りました」

PART 5

ウイルスに勝つ!

免疫力アップの生活習慣

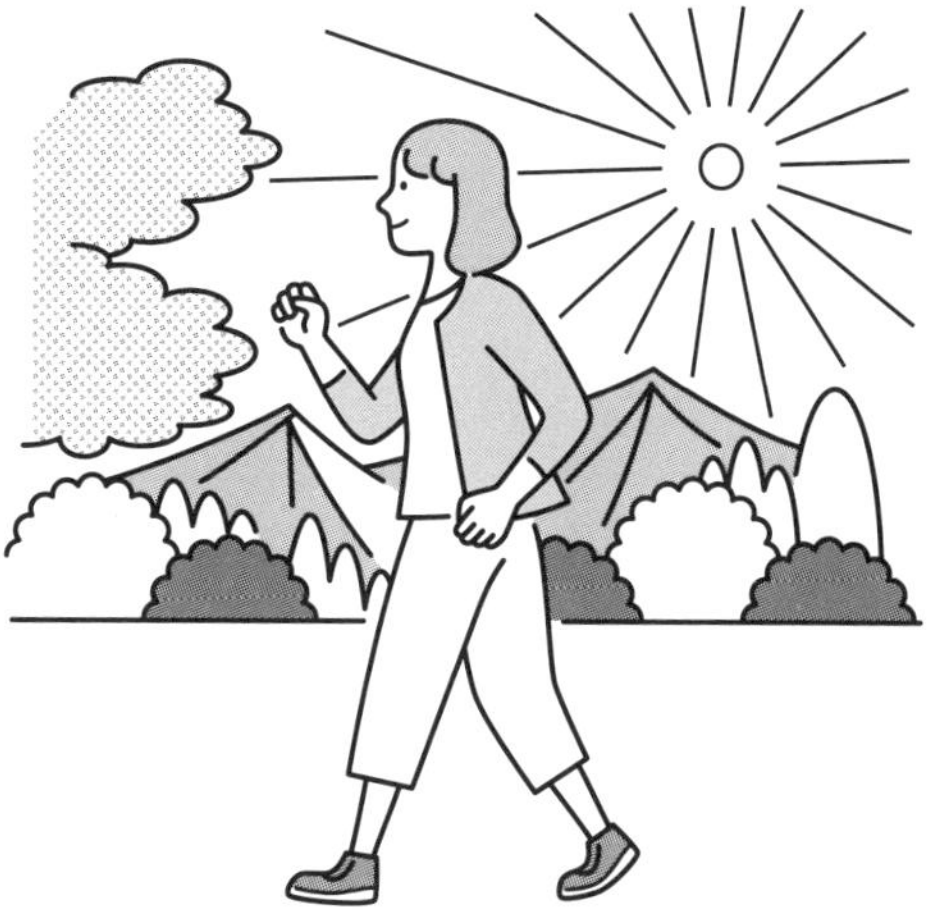

栄養、運動、睡眠から生活を見直す

帯状疱疹の発症には免疫力の低下が深く関係しているということは、本書で何度もお伝えしてきました。帯状疱疹になった人は、**発症の背景に免疫力の低下があること**、そして**心身にストレスが多くかかっていること**を自覚してください。そして、生活のペースを見直したり、自分に合ったストレス解消法を見つけましょう。

もちろん、健康な人も加齢の影響で免疫力は低下します。成人の9割が帯状疱疹になるリスクを考えると、多くの人にとって、日々の生活を見直し、免疫力を維持&高めるための生活を送るメリットは大きいはずです。

このパートでは、日常生活において免疫力アップにつながる生活を紹介します。ここで言いたいのは、**栄養バランスよく食事をとる、適度な運動をする、しっかり寝て日頃から十分な休息をとる、**ということです。免疫力を高めることは、健康のためにすることと基本的には同じです。健康に不安があれば、健康診断や人間ドックを受けましょう。

実践できるものから取り組んでください。

帯状疱疹予防のために

免疫力の低下

水ぼうそうに対する免疫力、もともと体に備わっている免疫力、ともに加齢に伴い低下します。大きなケガや手術後に一時的に免疫力が落ちることがあり、帯状疱疹のリスクが高まります。糖尿病も免疫力を下げます。

＋

ストレスの多い生活

仕事の忙しさ、人間関係、環境の変化、病気に対する不安や心配などは、心や体のストレスになります。ストレスがたまると、高血圧などさまざまな病気にもつながります。帯状疱疹のリスクを高めることにも。

↓

生活を見直して、定期的な健康チェックを実践！

栄養バランスのいい食事、適度な運動、質のいい睡眠という観点から生活習慣を整えましょう。休日は好きなことや趣味をして過ごすなど、上手にストレスを発散。健康診断を受けて自分の体の状態を確認したり、予防接種を受けることも大切です。

習慣1

ストレスをためない

ストレスは免疫力を低下させて、水ぼうそうのウイルスの再活性化を促します。

ストレスが免疫力を低下させてしまうのには自律神経が関係しています。心身にストレスがかかると自律神経の働きを乱します。自律神経は活動モードの交感神経とお休みモードの副交感神経からなり、この2つがバランスよく働くことで免疫力をキープしているので、このバランスが崩れると免疫力が低下してしまうのです。

また自律神経は、最大の免疫器官といわれる腸の働きをコントロールしています。自律神経が乱れると腸の働きが悪くなり、免疫力低下につながってしまうのです。

こうした事態を招かないためにも、ストレスをためないことが肝心です。軽い運動や趣味を楽しむなど、自分なりのストレス解消法で体をメンテナンス。自律神経の働きを回復させましょう。

また、仕事で多忙な毎日を送り、心身の疲労を感じているならそれもストレスです。過労も帯状疱疹のリスクを高めるので、仕事を休んだり、セーブしたりすることも必要となります。

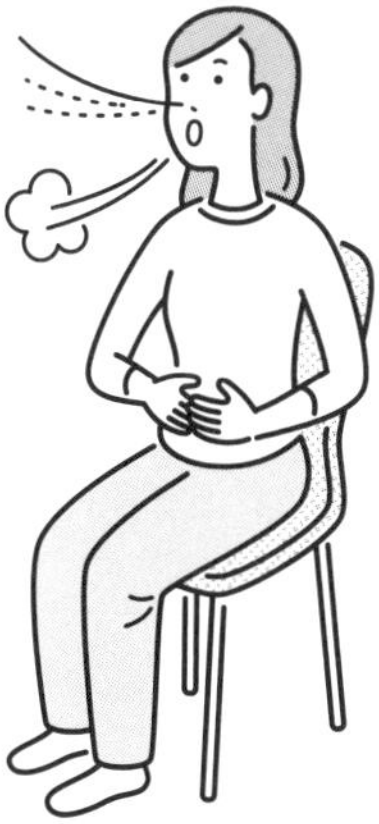

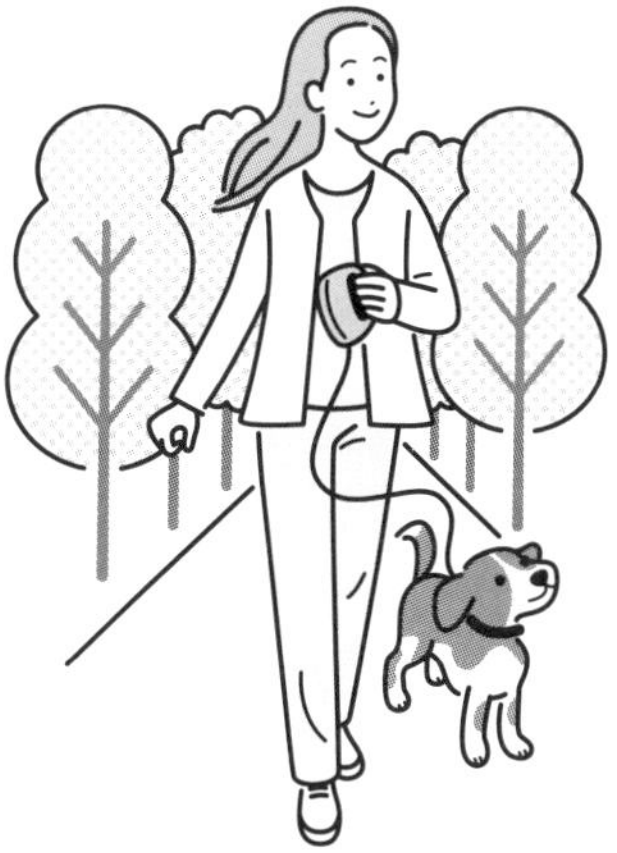

腹式呼吸

腹式呼吸にはリラックス効果があります。イライラした時や緊張した時は心が落ち着き、就寝前に行うと睡眠にもプラス。

散歩

散歩で脳をリフレッシュ！　自然に触れたり、景色を見たりすることでストレスを解消。太陽の光を浴びることは睡眠にも◎。

趣味を楽しむ

好きな音楽を聴いたり、スポーツをしたり、映画を鑑賞したりするなど、趣味を楽しむことでリラックスできます。

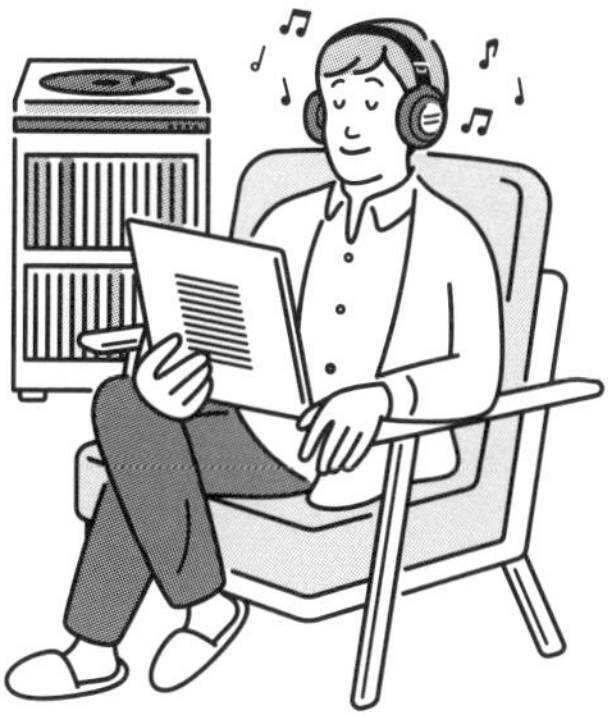

習慣2

腸内環境を整える

　前述した通り、腸は最大の免疫器官。腸には体内の約7割の免疫細胞が集まっています。腸内環境を整えることは、免疫細胞の働きを正常に保つことになります。

　腸内には善玉菌と悪玉菌が共存しており、腸内環境を整える＝食事で腸内の善玉菌を増やすこと。そのためには、発酵食品や食物繊維を意識してとることです。

　便秘になると腸内に悪玉菌が増え腸内環境を崩します。食物繊維不足は便秘につながるので、食物繊維を含む食品を意識してとりたいですね。

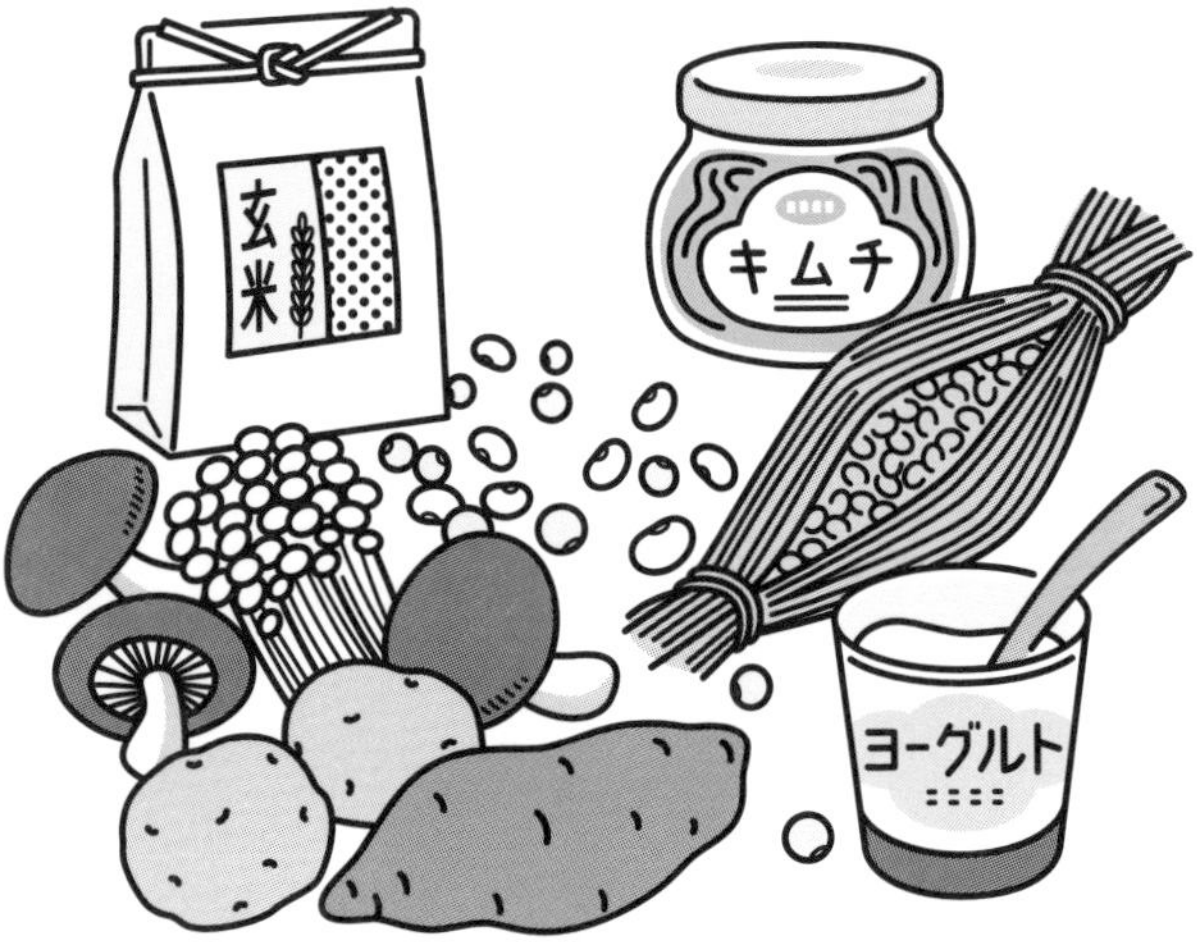

習慣 3

睡眠をしっかりとる

必要な睡眠時間は人によって異なるものの、死亡リスクが最も低いのが7時間前後とされ、成人で6～8時間が適正睡眠時間とされています。また、寝付きや寝起きがよいか、夜中に目覚めたりしないかなど睡眠の質も重要。起床後にしっかり朝日を浴びて食事をとる、就寝時はスマートフォンは使用しない、照明は暗くするといったことは質のよい睡眠につながります。休日に遅くまで寝るなど、平日との起床時間のズレが大きいほど睡眠の質が低下する傾向にあるので気をつけて。

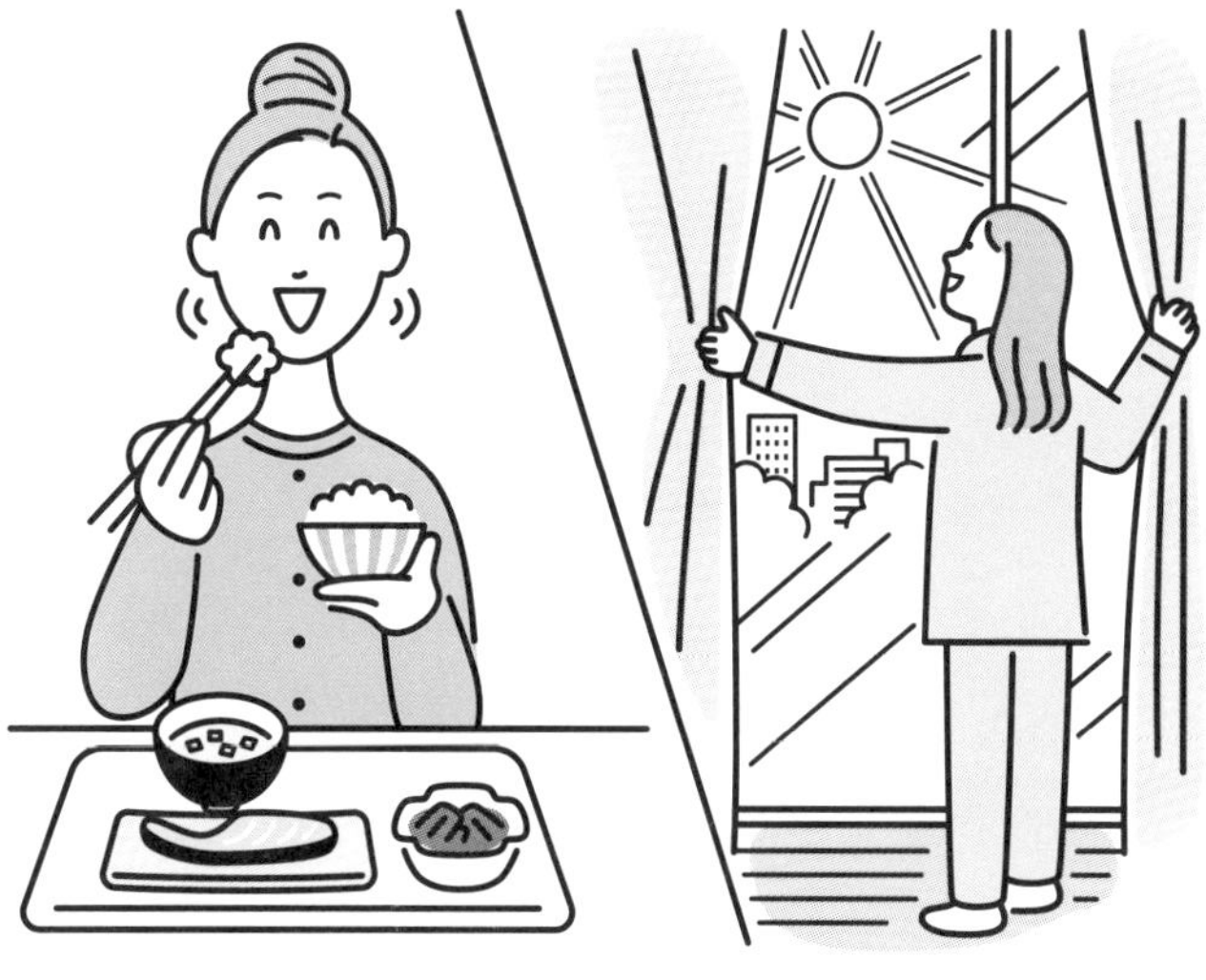

習慣 4

栄養バランスよく食事をとる

免疫細胞そのものを活性化させるために必要なのがたんぱく質です。このほか免疫細胞の強化にはビタミンやミネラル、コレステロールなどさまざまな栄養素が必要です。抗酸化作用を持つビタミンCやE、βカロテン、EPA・DHAなども免疫力に関係。特定の食品に偏らず、さまざまな食品から栄養をまんべんなくとりましょう。

そしてもうひとつ知っておきたいのは、唾液には免疫力を高める効果があるということです。よく噛んで食べることは唾液の分泌を促進し免疫力アップにつながります。

調理や食べ方で噛む回数を増やそう！

- 根菜類やきのこ類など噛み応えのある食材を使う
- 食材を大きめに切ったり、硬めにゆでる
- 煮物よりも焼き物、あるいは生野菜にする
- 口いっぱいに詰め込まず、一口の量を少なくする
- ながら食べはしない
- 一口食べたら箸をおくようにする

習慣 5

体を冷やさない

手足が冷えて眠れない、体が冷えてだるい……季節を問わず、体の冷えに悩まされる人は少なくありません。冷えに困っている人の中には体温が平熱（36〜37度）より低い人もいます。冷えで血液のめぐりが悪くなると内臓の働きは悪くなり、免疫力にも悪影響を与えます。冷え改善には、体の中から温めて血行を促すことが必要です。

習慣にしたいのが、入浴はシャワーで終わらせず、湯船にゆっくりつかること。38〜40度のぬるめのお湯にゆっくりつかって、体を深部から温めましょう。

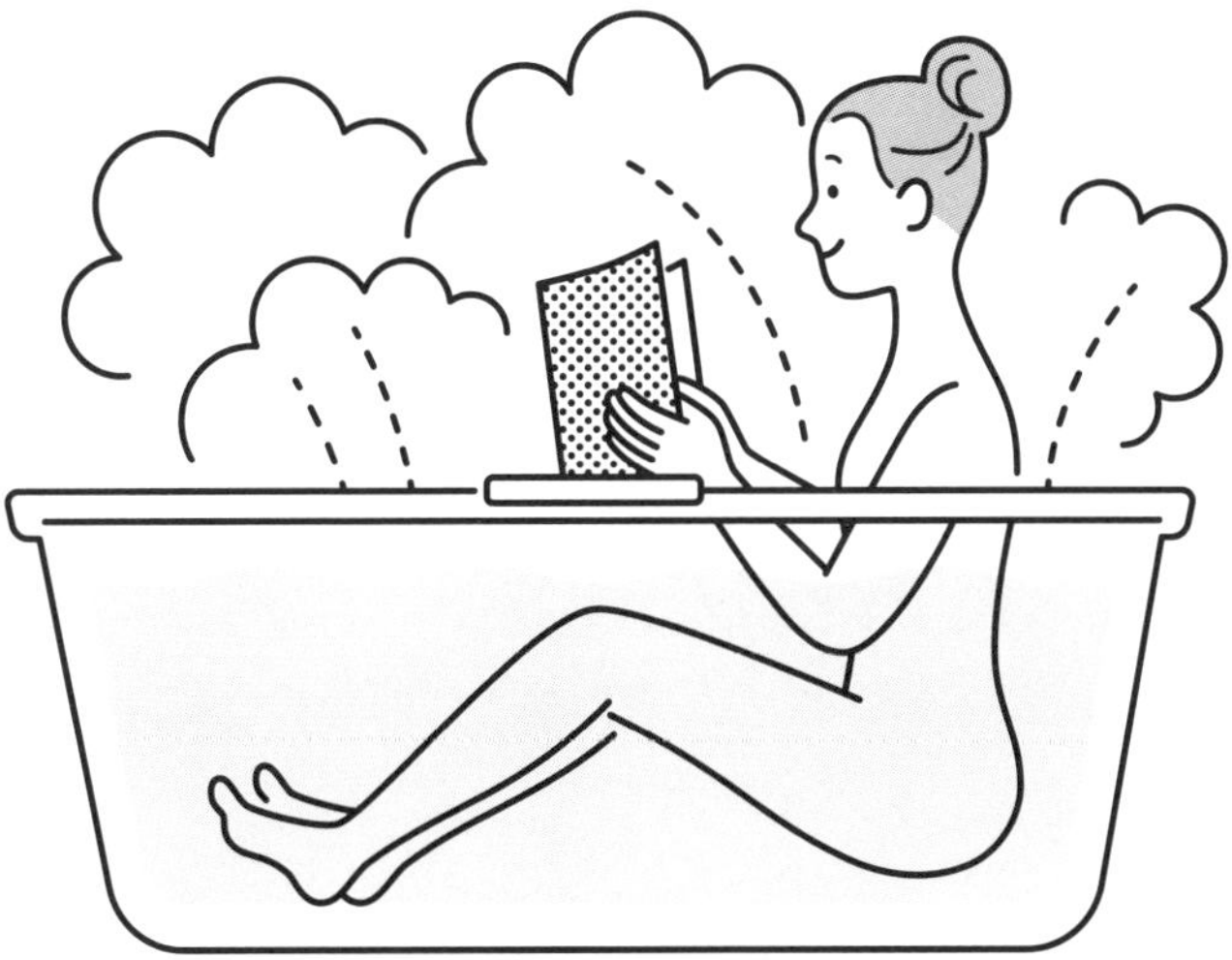

習慣6

運動を習慣化する

適度な運動を習慣にすると加齢に伴う免疫力の衰えを防ぐことができます。

まず大切なのは日常生活での身体活動です。買い物で歩く、自転車に乗る、家事や掃除をする、犬の散歩をするなど、毎日60分間積極的に体を動かしましょう。さらに週2回以上、1回30分以上の息が少しはずむ程度の運動を実践してください。ウォーキング、水泳、ラジオ体操などのほか、スクワットなどの軽い筋トレも取り入れましょう。筋肉量を増やすことも免疫力を高めるのに効果的です。

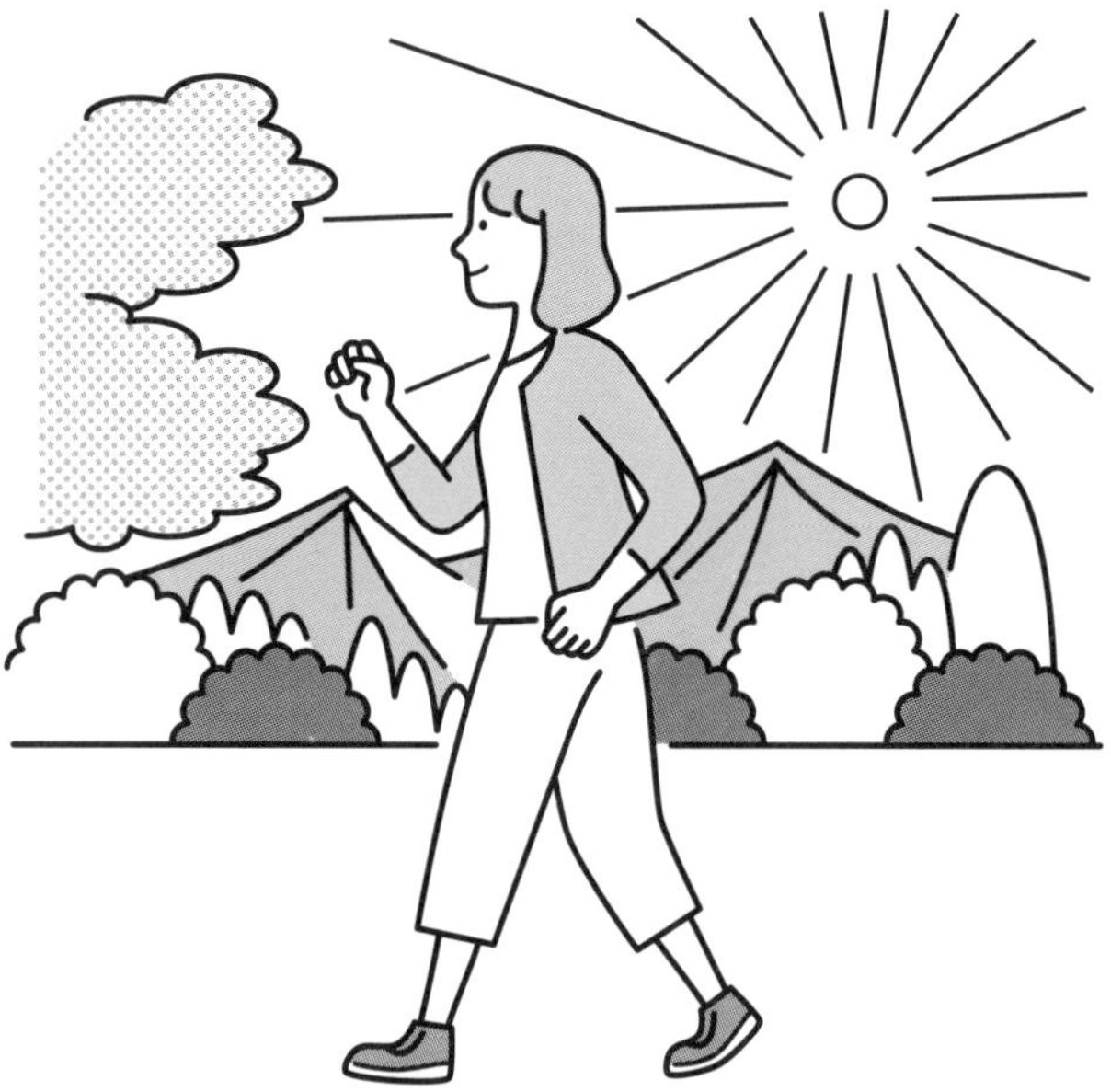

習慣 7

健康診断を定期的に受ける

帯状疱疹は過労やストレスがきっかけで発症するものです。ですから、帯状疱疹になったら自身の健康状態をチェックし生活習慣を見直すことが大切です。これまでみてきた免疫力を高める習慣をひとつでも多く取り入れてください。

過労やストレスがない場合でも、帯状疱疹を発症するケースもあります。その陰には免疫力の低下を引き起こす病気が隠れている可能性もあると心しておきましょう。健康診断を受診していない人はしっかり受ける、自治体のがん検診や人間ドックを受けてみるなど健康チェックに取り組んでください。帯状疱疹の発症をきっかけに、糖尿病や膠原病といった基礎疾患が見つかることもあります。帯状疱疹は体の異常を知らせるサインかもしれません。

自治体で実施されるがん検診

- 大腸がん検診
- 子宮がん検診
- 乳がん検診
- 肺がん検診
- 胃がん検診

※対象年齢、検診内容、費用など自治体によって異なるので担当窓口で確認してください。

なんでも 帯状疱疹 Q&A

Q

帯状疱疹とヘルペス(単純ヘルペス)は違うの?

A

どちらも子どもの頃に感染、ウイルスは死滅せず潜伏し続け、免疫力が低下した時に発症するという性格を持っています。よく似た病気で混同されることも多いのですが、原因となるウイルスが違う別の病気です。ヘルペスは唇、顔、性器などに多く発症し、症状は比較的軽いという特徴があります。発症する部位により「口唇ヘルペス」「性器ヘルペス」「角膜ヘルペス」と呼ばれることもあります。

Q

一度なったら、その後はかからないの?

A

いいえ、そのようなことはありません。帯状疱疹にかかるのは一生に一度の経験という通説がありますが、高齢化が進んだことで再発する患者さんも増えています。水ぼうそうのウイルスに対する免疫があってもその効力は約10年。免疫力が低下すれば再びかかるリスクは高まります。いつ再発するか、どこに症状が出るかは人それぞれ。ですから、高齢者においては帯状疱疹予防のためのワクチン接種が推奨されます。

Q 発疹が出ない帯状疱疹もあるの？

A 帯状疱疹は前駆痛と呼ばれる痛みや違和感があったあとに、皮膚症状が体の左右どちらかに現れます。まれではありますが、前駆痛だけで発疹が現れない場合もあります。これを無疹性帯状疱疹といいます。なぜ発疹が出ないかはまだよくわかっていません。また、左右両方に症状が現れる場合もあります。帯状疱疹は診断・治療は皮膚症状が出てからなので、皮膚の状態に変化がないか注意します。

Q 発疹は必ず片側だけに発症するの？

A 帯状疱疹のほとんどは体の片側だけの一部に発症します。しかし、全身に広がったり、複数の部位に発症することもあります。最初の発疹は帯状だったのに水ぶくれが全身に広がるのが「汎発性帯状疱疹」、体のあちこちに帯状の発疹がみられるのが「複発性帯状疱疹」です。どちらも症状が広範囲に及ぶようなら重症の可能性が高いので、なるべく早く病院を受診してください。

なんでも 帯状疱疹Q&A

Q 痛みがぶり返してきました。どうしたら？

A 帯状疱疹で皮膚症状が治り、痛みもおさまっていたのに、再び激痛が出た！　というケースもあります。日常生活に戻ったことでストレスや疲れがたまり、それがきっかけで痛みが出やすくなるのです。痛みがぶり返してきたら、軽くみたり、放置したりせず、すぐに受診して治療を再開しましょう。治療が終わったあとでも油断はせず、1～2か月は様子をみるようにしましょう。

Q 治療で入院が必要になることもあるの？

A 帯状疱疹の治療は基本的には通院で行います。しかし、痛みが非常に激しい場合、症状が全身に広がっている場合、大きく黒ずんだ水ぶくれになっている場合などは入院が必要になるケースもあります。入院して治療することで、症状がひどくなるのを抑え、帯状疱疹後神経痛への移行リスクを下げます。入院中の治療は、点滴などで薬を投与したり、痛みがひどい時は神経ブロックが行われることもあります。

Q 帯状疱疹後神経痛は一生治らないの？

A 帯状疱疹後神経痛の痛みは神経障害性疼痛（P70参照）と呼ばれるものです。一生治らないということはありませんが、治療に時間がかかるケースが多いとされます。痛みが続く期間は人により異なり、軽い人は3～6か月でおさまりますが、重い人では5～10年に及ぶケースもみられます。この治療をすれば痛みがなくなるという絶対的な方法はなく、自分に合った治療法で根気強く治療を続けることが大切です。

Q 妊娠中や授乳中にかかってしまったら？

A 妊娠中に帯状疱疹を発症した場合、安全性が確かめられている抗ウイルス薬を使います。妊娠中は通常より免疫力が低下傾向にあり症状が悪化するリスクが高くなるので早めの対応が大切です。また、産後の授乳中に帯状疱疹になった場合、治療を優先します。そして、皮膚症状があると赤ちゃんにウイルスがうつる可能性があるので、感染予防の観点から授乳は中断したほうがいいこともあります。

本田まりこ（ほんだ まりこ）

まりこの皮フ科院長。東京慈恵会医科大学皮膚科客員教授。1973年東京女子医科大学医学部卒業、東京慈恵会医科大学皮膚科に入局。同大学院教授などを経て、2014年に、皮膚専門クリニックのまりこの皮フ科（神奈川県）を開院。専門はアトピー性皮膚炎、ウイルス性皮膚疾患（単純ヘルペス、帯状疱疹、帯状疱疹後神経痛、ウイルス性疣贅）。性器ヘルペス研究の第一人者で、正しい知識の普及にも努める。著書に『新版　帯状疱疹・単純ヘルペスがわかる本』（法研）、監修書に『帯状疱疹治療大全』（講談社）など。

まりこの皮フ科　https://www.marikono-hifuka.jp/　完全予約制

最新版　知識ゼロからわかる
帯状疱疹の不安を解消する！

発行日　2024年6月1日　第1刷発行

著　者　本田まりこ

発行者　清田名人

発行所　株式会社内外出版社
〒110-8578
東京都台東区東上野2-1-11
電話 03-5830-0368（企画販売局）
電話 03-5830-0237（編集部）
https://www.naigai-p.co.jp/

ブックデザイン＆DTP　亀井 英子
編集協力　和田 方子
イラスト　玉田 紀子
校　正　小川 かつ子

印刷・製本　中央精版印刷株式会社

ISBN978-4-86257-701-6　C0077